经络拍打超简单

凡夫 著

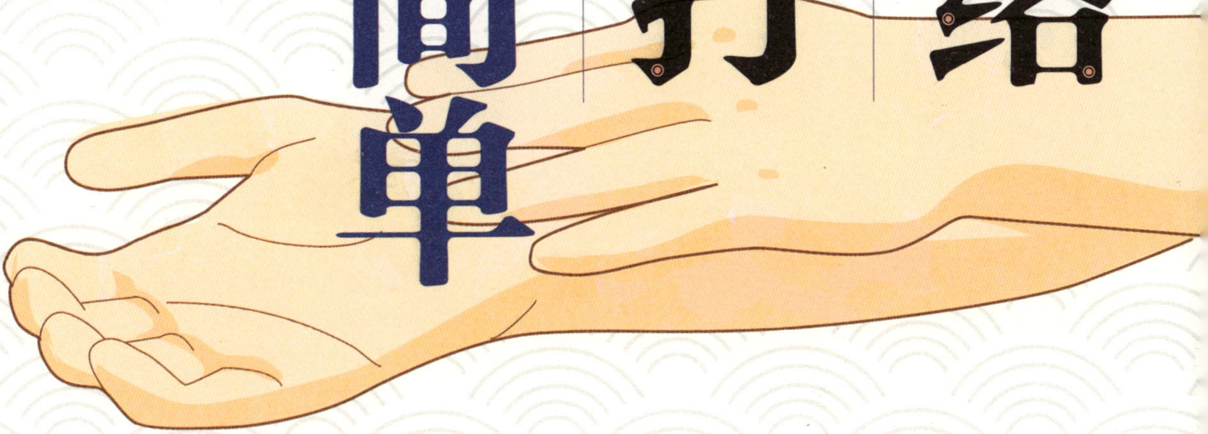

中国轻工业出版社

图书在版编目（CIP）数据

经络拍打超简单 / 凡夫著. --北京：中国轻工业出版社，2025. 11. --ISBN 978-7-5184-5588-1

Ⅰ. R244.1

中国国家版本馆CIP数据核字第2025LB7215号

责任编辑：罗雅琼

策划编辑：翟 燕　　责任终审：张乃柬　　封面设计：伍毓泉

版式设计：锋尚设计　　责任校对：朱 慧 朱燕春　　责任监印：张京华

出版发行：中国轻工业出版社（北京鲁谷东街5号，邮编：100040）

印 刷：北京博海升彩色印刷有限公司

经 销：各地新华书店

版 次：2025年11月第1版第4次印刷

开 本：710 × 1000 1/16 印张：11.5

字 数：150千字

书 号：ISBN 978-7-5184-5588-1 定价：49.80元

邮购电话：010-85119873

发行电话：010-85119832 010-85119912

网 址：http://www.chlip.com.cn

Email：club@chlip.com.cn

251860S2C104ZYW

柳暗花明的人生路

病，可以只是病，也可以是提升自我的契机。身体不够健康才会生病，当我的身体状况跌到谷底之时，我却意外学到了不可思议的自愈法，身体健康状况因此日益改善。在撰写这本书的过程中，我仿佛又重新经历了那段肝功能指标飙升的日子——正是在这样的背景之下，我开启了不同的人生之路。

4月的一天，我和老婆相约去看电影。观影之前，我看到附近有"台南美食展"，就在里面闲逛了一会儿，吃了好大一块美味的米糕，商家还送了一大杯豆浆。当时觉得自己捡到便宜了，还挺高兴。

谁知到了半夜，我感到后背有个位置痛到难以忍受，接着就是呕吐，反复吐了三次，吐完后好了些，直到凌晨两点，才勉强入睡。第二天还是很不舒服，小便呈深褐色，像红茶的颜色。但是因为我平时就肠胃不好，吃两天药必然腹泻，所以也没去医院，就在家里硬撑着。后来被老婆看见小便的颜色，她催促我去验血。

又拖延到次日我才去家附近的一家小诊所抽血检查。没想到检验报告一出来就接到通知——立刻到附近的大医院进行更详细的检验，可能是急性重症肝炎。当时我因为上班无法前往，上网查了一下才知道，急性重症肝炎致死率高达80%，就是10个人中会死8个，顿时自觉难逃一死！

当时想，生老病死，人所难免，该努力的我已经努力了，孩子也长大了，老婆也有好工作，养家糊口不成问题，该说再见的时候，也没有什么遗憾了。后来想到父母尚在，我不忍心让白发人送黑发人，所以又振作起来，寻求治疗。

当时血液检查的主要指标是谷草转氨酶和谷丙转氨酶（检验肝功能的两个重要指标，都是存在于肝脏里的酶），这两项指标的检查日期及数值如下页表。

指标	正常范围	5月8日	5月12日	5月21日	6月14日
谷草转氨酶	0~40	395	250	33	28
谷丙转氨酶	0~40	802	570	91	27

治疗期间，医生说："这大概是胆结石造成的，你要不要动手术切除胆？要的话就签手术知情书。"我问医生："确定是胆结石吗？我可以看看结石的超声图吗？"他手一指屏幕上像雪花一般谜一样的画面，说："就在那一堆'雪花'之中可能有颗胆结石，要切吗？"在反复询问都无法获得确切的答案后，我走出医院，决定寻求自救之路。

我先尝试了肝胆排石法，但是泻盐水实在无法下咽，试了一次之后就没再尝试。紧接着老婆的妹妹推荐了经络拍打的书。从此开启了我的自愈之路、学习之路，直到现在。

如今回头想想，这个病是怎么得的呢？起因就是从27岁开始，我长年右侧偏头痛，刚开始吃止痛药很有效，随着时间的推移，从一次买一盒到一次买三盒，从标准量吃到加强量，有一次"进步"到一天吃三颗加强量才能勉强止痛。最后就是因为吃了那块米糕，糯米中富含油脂，而消化油脂需要胆汁，大部分胆汁由肝细胞生成，当胆功能不正常，因为无法应付过多油脂而向肝索求胆汁时，肝这位老大哥只好"爆"了。

当然，自愈法很多，并且都有一定的效果。但是在众多的自愈法中，我最熟悉也较为擅长的是拍打。因此本书将以拍打为主，辅以其他养生方法。这是数年来，我亲身实践养生法的心得，希望能够对有兴趣的朋友提供一些帮助。

出版这本书，集合了很多人的付出，该感谢的人太多了，不知从何谢起，就谢谢老天爷吧！

凡　夫

Contents 目录

Part 1
认识拍打　从理论到应用

Part 2
养生就要这样拍　人人适用的五八拍打法

Part 4
拍打案例分享

Part 5
其他的养生保健法

附录

Part 1

认识拍打

从理论到应用

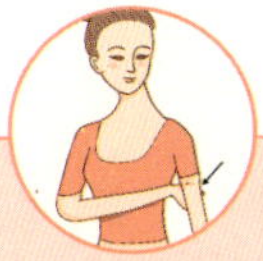
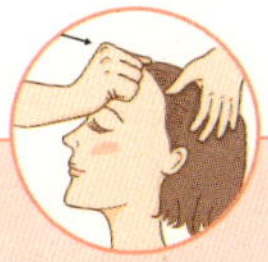
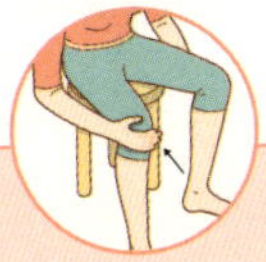
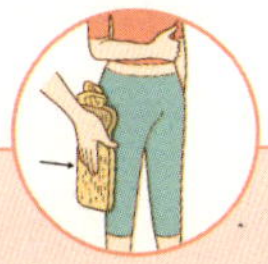
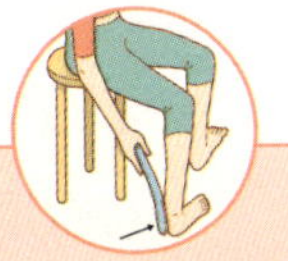

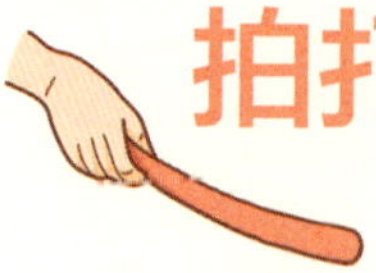

拍打为什么有效

拍打法最重要的核心观念就是全靠自己身体的自我恢复能力，此方法融合拉筋、禅跑[1]、静坐、断食，成为一个整体的健康自我管理，而其内容仍在继续扩展中。将其中任何一种方法单独拿出来看，只要坚持一段时间，都会有一定的效果。如果能综合运用，适当补充个别方法的不足，就能形成一个有机的整体。

举例来说，拉筋能够促进全身血液循环，调理脊椎与内分泌等问题，但是对于血瘀类的病症（比如肩周炎），效果却显得不够彻底，而拍打刚好以局部加强的方式补足了这一部分。其他方法同样以其各自的特性互相辅助，形成一个完整的体系。

单以拍打而言，如果你问我为什么对拍打这么有信心？除了我自己的亲身体验以及多年拍下来的验证实例之外，还有更科学、更实际的原理支持。我认为拍打最适合用来清理体内的淤堵。你可以想象一下，如果一套管道系统的管壁上满是污垢，这个系统必将会因淤堵严重而停止运行。身体在真正停止运行之前当然会先拉响各种预警信号，通常是“疼痛”！

疼痛是身体的预警信号，接到警报之后该如何处理呢？如果只是吃止痛药，就是将警报器关闭，而真正的问题并没有解决——无异于掩耳盗铃。这时最应做的是，效法大禹治水，采取疏通法，将淤堵之处疏通，祸患也就消弭于无形了！

身体的“管道系统”疏通了，血液自然顺畅流动，血液中所携带的养分、氧气能够充分供应身体各部分，人体无法利用、需要排除的

---

① 禅跑，中国台湾地区的一种养生方式。禅跑通常很慢，但有时候也可能快，与慢跑有区别。

废物也能顺利排出体外。如此一来，许多身体上的健康问题自然就迎刃而解了，而无须过度纠结于单一症状的处理。

更进一步来说，许多身体的疾病往往反映出内在的心理状态。在拍打过程中，经常看到有人低声饮泣或号啕大哭，你以为是拍痛了吗？不是。每次只要有人开始出现这种状态，我就会问："你是太痛吗？"他们的回答都很一致，不是因为痛，只是忽然觉得悲从中来！这不是因为痛，而是触动了平时隐而未显的心理伤痛，如今有管道疏浚了，心中的结就慢慢打开了。

所以说，拍打是一种由身而心、身心同治的自愈法。在我看来，每个人都需要一个能够坚持自我保健的方法，拍打也好、拉筋也好，或是跑步，或是做瑜伽，只要适合你，而你又能持之以恒，那就是好的保健法。如何选择，就需要靠自己的智慧来衡量身体情况了！

与拍打有关的几个基本观念

拍打与子午流注

十二经络是中医理论的基础，指十二条分别连着人体十二个脏器的气脉通行管道，肉眼看不见。经络彼此之间有许多相连的小通路，大者为经，小者为络，更小者为孙络，甚至还有一些细小到难以命名。

所谓“子午”，它是一天十二个时辰（一个时辰是两小时）的代称——子、丑、寅、卯、辰、巳、午、未、申、酉、戌、亥。而子午流注，指的是十二经络的运行规则，每条经络负责管控所属区域的气血。在概念上，经络运行的气可以分为两部分。

1. 基本量：平时的通行量。

2. 外加量：当令时额外增加的通行量。

经络当令时间，就是加强灌注其气血的时刻。如果拍打时间能够配合经络运行的时间，效果会更好。此外，我们也可通过拍打后的身体反应，来回推哪条经络有问题，来观察相关脏腑器官是否有病变。经络详细的当令时间（见表1）看上去有点复杂，怎么背诵呢？

有一次我参加有关推拿的教学课程，课堂上老师讲了一个口诀：肺大胃脾心小肠，膀肾包焦胆和肝。这个口诀包含了三要点。

1. 子午流注的顺序。

2. 经络相应的当令时间（只要记住“肺经”当令时间是寅时，即凌晨三点到五点，其他经络当令时间按顺序推算即可）。

3. 经气流向也有所体现：肺经是由身体到手（←），大肠经是由手向头（→），其余以此类推。

画成表格（表1）就成了这样。

表 1　经络当令时间一览表

时辰	时间	经络	走向
子	23:00~次日01:00	足少阳胆经	足←身
丑	01:00~03:00	足厥阴肝经	足→身
寅	03:00~05:00	手太阴肺经	手←身
卯	05:00~07:00	手阳明大肠经	手→身
辰	07:00~09:00	足阳明胃经	足←身
巳	09:00~11:00	足太阴脾经	足→身
午	11:00~13:00	手少阴心经	手←身
未	13:00~15:00	手太阳小肠经	手→身
申	15:00~17:00	足太阳膀胱经	足←身
酉	17:00~19:00	足少阴肾经	足→身
戌	19:00~21:00	手厥阴心包经	手←身
亥	21:00~23:00	手少阳三焦经	手→身

除此之外，还可以用表2形式来表现。

表 2　子午流注顺序、同名经、表里经一览表

同名经	表（阳）	经气流向	里（阴）	同名经
阳明经	（手）大肠经 （足）胃经	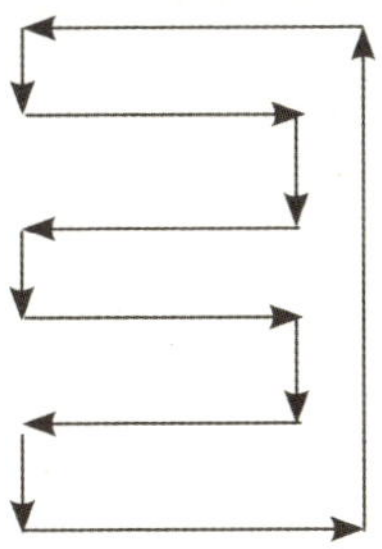	（手）肺经 （足）脾经	太阴经
太阳经	（手）小肠经 （足）膀胱经		（手）心经 （足）肾经	少阴经
少阳经	（手）三焦经 （足）胆经		（手）心包经 （足）肝经	厥阴经

中里巴人老师把“表”比喻成客厅，把“里”比喻成卧室，而脏腑就在卧室的床上。染病通常是由表而里，例如感染风寒；但也有的

是直接由“里”发病。一般外感疾病的入侵顺序是先阳经（表），再阴经（里），最后到脏腑。

经络当令时间交接时的冲击现象

这里要说明的是，为什么在经络当令时间交接时，某条经络被拍通了会表现为不舒服。下面左图是寻常经络之气的运行状况，由经络1流到经络2，“气”的通行量相同。

现在，想象某条经络被拍通了，因而通路的管径变大，如下面右图所示。

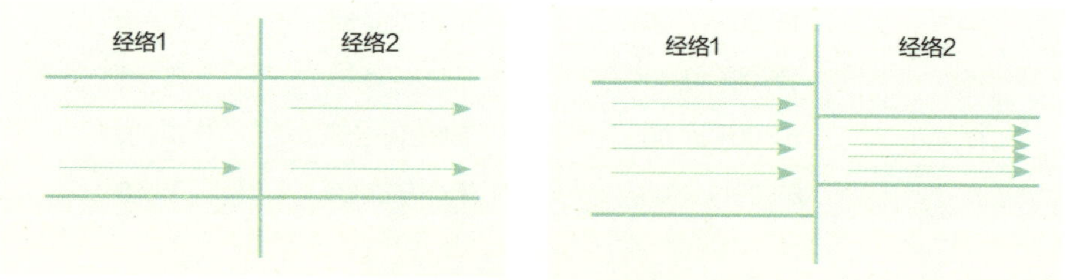

经络之气运行状况示意图

由于大小管径不一，因此在交界点就会产生冲击，主观感受就是不舒服，用电路术语来说就是“阻抗不匹配”。而且，不光经络如此，某一脏腑独强或独弱，也有相似的情况。

等到十二条经络都达到平衡的状态，就会显现出“稳定的衰弱”或“稳定的健康”。不用觉得奇怪，“稳定的衰弱”其实很常见。在经络当令时间交接时有异常感受，可能是身体变坏（更多淤堵导致通路变窄），也可能是身体变好（打通经络导致通路变宽）的征兆。我们可以应用这个概念来判断病征：凌晨三点无故醒来，那就是身体有问题了，而且问题跟肺经相关。另有一说，地理位置会使经络的当令时间略有不同，原则上以时区为依据，当令时间就不会差太多。

十二经络位置截面图

十二经络的位置不太好记，我试着画出一个截面位置图（十二经络位置截面图），不一定更清楚，但算是一种尝试，希望对学习经络的朋友有些许帮助。只要注意经络彼此之间的相对位置，就比较容易了。

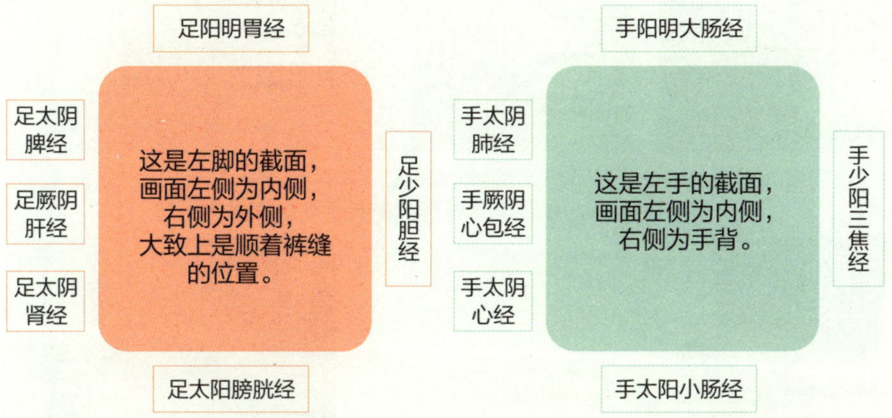

十二经络位置截面图

四总穴歌

虽然拍打要诀常说要忘记病名、全身拍透，但是应急的情况下不妨先拍打特定的部位，以解决燃眉之急，然后再想办法全身调理。话说回来，人体全身有300多个穴位，要从哪儿开始认识这些穴位呢？不妨从重要的四总穴开始。成书于明朝的《针灸大成》中列了一条《四总穴歌》。

面口合谷收（合谷穴，手阳明大肠经），

肚腹三里留（足三里穴，足阳明胃经），

头项寻列缺（列缺穴，手太阴肺经），
腰背委中求（委中穴，足太阳膀胱经）。

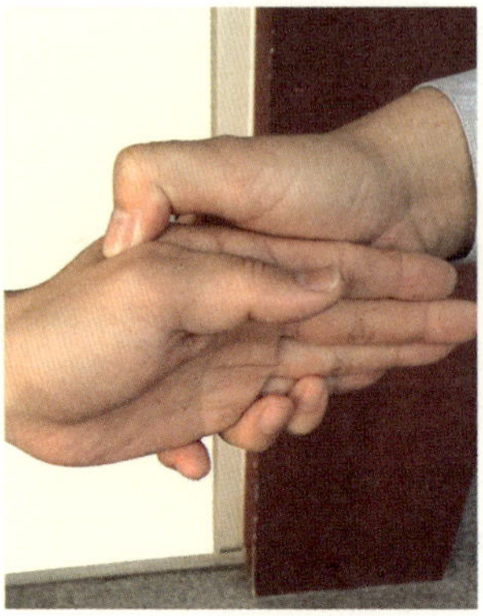
合谷穴：在拇指与食指合并纹的底端

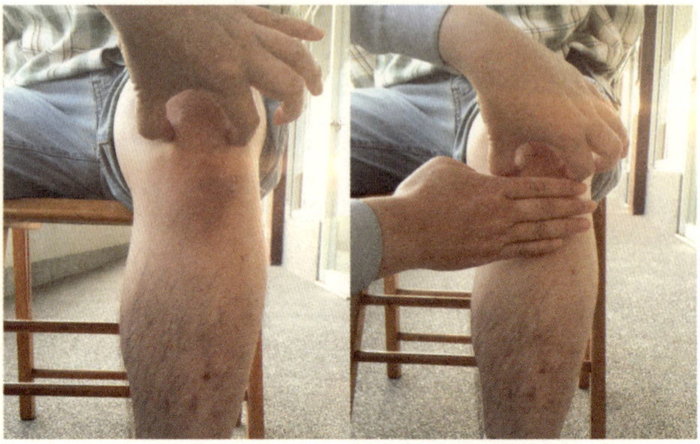
足三里穴：先找到膝眼，再把另一只手的四指并拢置于下方，足三里穴就在图中右手的小指外侧下方

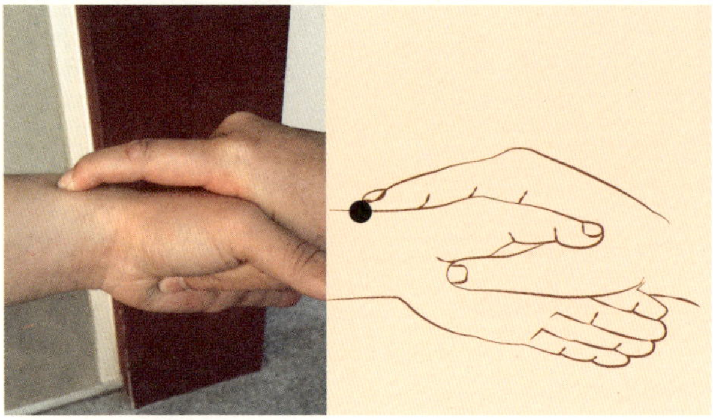
列缺穴：两手虎口交叉，一手食指略呈弯曲，列缺穴就在指尖所指的凹陷处

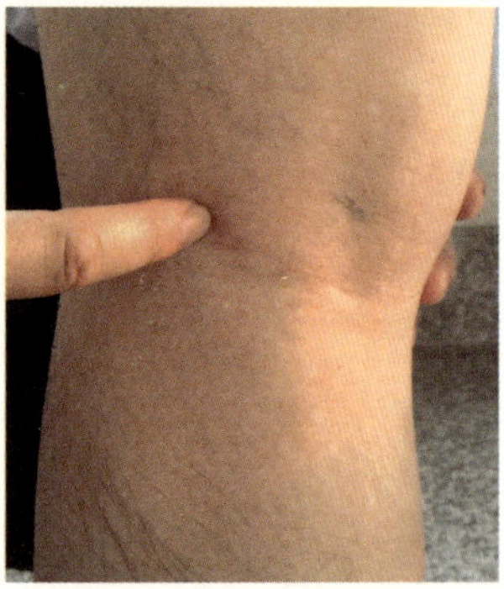
委中穴：位于膝盖后方，是膀胱经的汇流点

四总穴的位置

这四个重要穴位，两个在上肢，两个在下肢，都位于四肢关节附近，对调理头部、躯干的多种病症有着重要作用。拍打关节部位就会拍到这些穴位，这就是把手脚关节当作拍打的“通用部位”或“基本部位”的原因。不清楚的人可以看看上面图中的示范，并认真在自己身上找找这四个穴位。

怎么拍：关于拍打要领

拍打五字诀：松、靠、贴、律、心

我认为用理论来解释现象看似很有学问，其实并非必须如此。养生保健重要的是效果而非机制，就像我们每天吃东西，没有几个人能说得清楚食物是怎么被消化吸收的一样。不过，对于有兴趣的人来说，能够明白一些原理或许能少点疑问。下面我就先简单讲讲拍打的这五项要诀。

拍打要有效，第一项要诀是“松”。拍者和被拍者都要放松。被拍者要尽量全身放松，至少被拍打的部位要放松。拍者主要放松的部位是腕、肘、肩这些部位的关节。轻拍时以手腕部的关节为主要活动的关节；一般力度拍打时以手肘部的关节为主要活动的关节，这时候手腕也要保持放松；重拍时，则以肩部的关节为主要活动的关节，当然肘部和腕部也要保持放松。

再强调一次，拍者拍打时腕、肘、肩部的关节都要放松，乃至于全身的关节，在维持身形的前提之下也要尽量放松。值得注意的是，拍者挥动的速度太快或肌肉太紧绷，会产生乳酸，使拍者感到手臂疼痛，这时应该放慢速度，选择适合自己的速度与力度进行拍打。绝大部分人将拍打无效归因于力量太小，这是错误的。虽然拍打无效和拍打力度有点关系，但主要是因为力量无法有效率地贯入被拍部位，和第三项要诀“贴”有关。

第二项要诀是“靠”。什么是“靠”？靠就是适当的支撑。下面通过示范的方式来说明这项要诀具体该如何应用。

1. 拍打小臂（腕关节到肘关节）这一段的手臂内侧时，应由上往下拍打，因此在手臂下方要有适当的支撑（图1）。

2. 拍打小臂的背面时，可从前往后拍，当然，这时就要把支撑放在被拍者的手臂后方（图2）。

3. 拍打大腿正面的胃经时，小腿与大腿要呈90度，这样在拍打时，力度才能更有效地由上往下贯入大腿内部，痧才出得来，否则只是白挨打（图3）。

4. 以站姿拍打大腿内侧肝经时，拍者一侧膝盖应靠紧被拍者的大腿外侧，这样拍打的力度才能贯入（图4）。

5. 自己拍打足三里穴时可以考虑双脚并拢，双手同时拍打左右腿的足三里穴（图5）。由他人帮拍时，可以从左腿足三里穴开始拍，另一侧则由拍者的左腿顶住。

6. 拍打手肘关节外侧时，手肘应向内弯曲，同时用拍者另一只手承托住肘关节内侧，这样才能将力度完全贯入被拍部位（图6）。

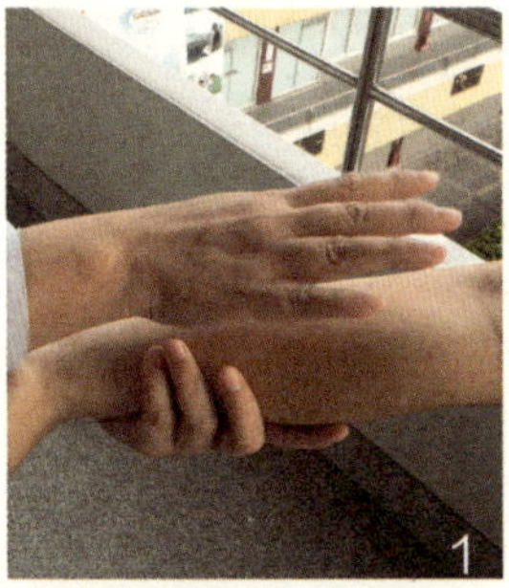
1
●拍打小臂内侧示意图

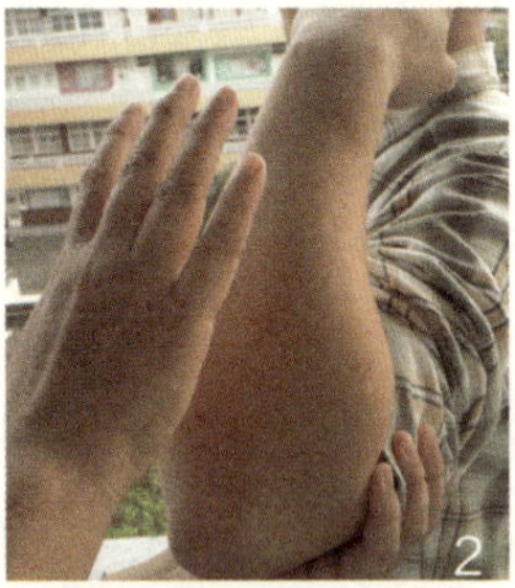
2
●拍打小臂背面示意图

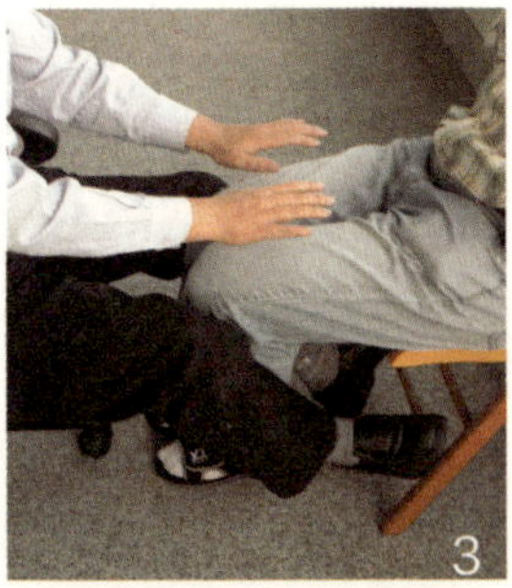
3
●拍打大腿正面示意图

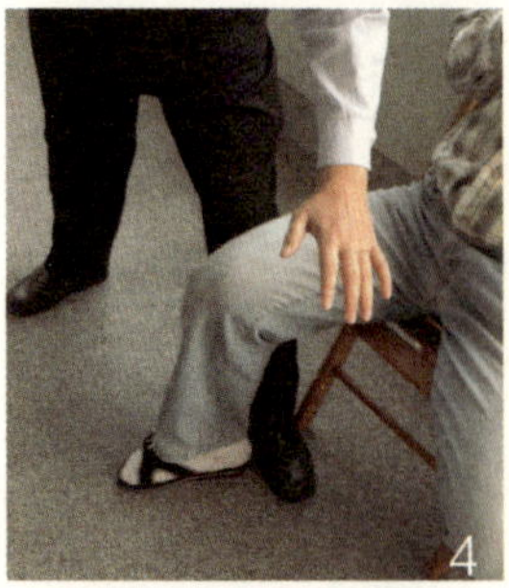
4
●拍者以站姿拍打膝盖、大腿内侧肝经示意图

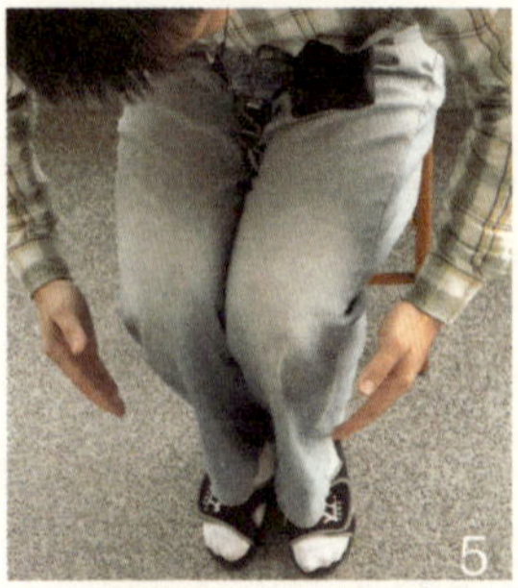
5
●自己拍足三里穴的姿势示意图

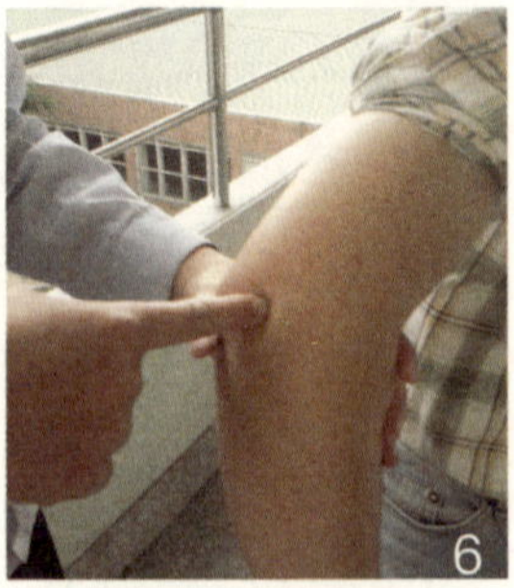
6
●帮人拍打“网球肘”时，被拍者的手肘应弯曲

关于“靠”的拍打要领，要注意的还有支撑物不要太硬或太软：①选择像墙壁那么硬的支撑，骨头容易受伤。②选择像空气般的支撑或完全无支撑，力量无法贯入拍打部位，拍了只是白挨打。只要多多练习，时间长了，自然能掌握这个要领。

接着来谈第三项要诀，“贴”。不论是用手掌、拍痧板、拍痧掌、拍痧条，“贴”这一要诀都很重要。如果拍打时不够“贴”，换来的通常是力气耗费许多，但效果微乎其微，初学者应该有所体会。

第四项拍打要诀是“律”，也就是要有一定的节奏。通常，初学者会不由自主地加快速度，用力拍打。这样，往往10分钟就累得举不起手来。一方面是因为不够放松，另一方面就是拍得太快了。

为什么拍打快了会累？因为人的骨骼肌是人体的主要运动器官，是运动时乳酸生成的主要部位。快速拍打就类似于剧烈运动，而在剧烈运动过程中，人体产生乳酸的速度比组织移走乳酸的速度快，组织内乳酸浓度过高，就会感到肌肉酸痛、疲惫。这就是拍打过快会很累的原因。

为什么要慢慢拍？因为慢慢拍时，依据适当的节奏律动拍打，身体不会产生过多乳酸。慢慢拍会让身体有足够的时间清理拍打过程产生的乳酸。这就是慢慢拍不易感到累或酸痛的原因。

以我的经验，团体拍打时容易越拍越快，只要其中有一个人速度加快，最后所有人的速度都会向这个人看齐。我自己的拍打速度差不多是一般团体拍打速度的一半，也就是团体拍打两下时我只拍一下。

也许有人会问：这么慢有效果吗？答案是，拍打节奏是实践出来的，不是推理出来的！一下一下慢慢拍，被拍者不会特别痛，因为力度直接贯入身体，不易引发表皮疼痛，拍者拍起来也不累。

最后一项要诀是“调心”，这要看个人悟性，有些人听听就领悟了，有些人拍拍就领悟了，有些人翻遍了经典也摸不着门。总之，各人有各人的领悟力，适合自己的就是最好的。

越痛越有效：对拍打力度的误解

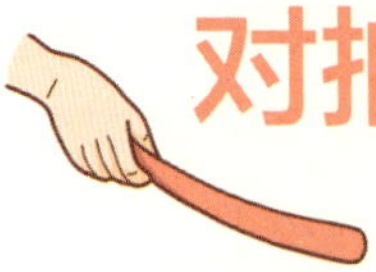

拍打的要点是放轻松，而非用尽力气。
许多初学者以为拍打时下手越重越好，越痛越有效果，以致有些人因怕痛而不敢尝试，或是因拍打时用力过猛而出现问题。

拍打力度可视个人耐受程度及身体情况而定

就拍打力度来说，可以分为小、中、大三种程度，分别使用来自手腕、手肘及肩膀主要关节的力。读者可视自己的耐受程度来定力度。初学者可以灵活运用手腕关节的“甩力”有节奏地自己拍打，等到拍到适应后再改用肘关节来加大力度，如此循序渐进。刚开始拍时会痛，渐渐就不感觉痛了，最后会感觉身心舒畅，这是必经的过程。如果是老年人、体弱者、病患以及幼儿，可以轻轻拍，拍打还有安抚及激发身体产生自愈力的作用。

如何减轻拍打的疼痛感

拍打的疼痛感使许多人闻之却步。老实说，不痛是不可能的，但这有限度的疼痛，大部分人都能忍受。一般来说，拍打初期会比较痛，一旦拍到经络畅通，就不太痛了。怕痛的人可以参考以下建议，在经络未畅通前减轻拍打的力度。

1 改变不良的生活习惯，从调整自己的生活起居开始。

2 隔着一层衣服拍，虽然效果没有直接拍打好，但用比较沉重的掌力来补偿，效果也不错，拍打的声音及皮肤痛感都能有所降低。

3 预热法：先帮身体预热，比如拍打前跑步、照射红外线灯、晒太阳、泡温泉、洗热水澡、热敷拍打部位或喝点姜枣茶[①]等。怕痛的人可以先轻拍（以手腕用力为主），等到拍热了（轻拍100~200下），再用一般力度拍打（以手肘关节甩动的方法）。这些方法不仅能减轻拍打的痛感，还有助于出痧。

4 口诵法：重点是拍打时“不可憋气”。可以念诵《零极限》的四句话：“对不起、请原谅、我爱你、谢谢你”，或单纯数数。

5 怀着“感恩的心”“接受的心”拍打。

拍打是有限度的疼痛，大部分人都能忍受。能够做到以上任何一点，疼痛都会减轻很多，拍打的效果也会更明显。

---

① 姜枣茶，生姜和红枣放水里煮开，也可以加入红糖和桂圆，能达到补充能量、祛寒的效果。

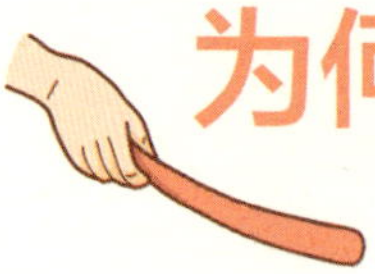

为何拍不出痧

问题来了，为什么有些人很用力拍打却不怎么出痧，我拍的时候并不怎么用力，却出痧很多？差别就在于以下几点。

1 不够放松

拍打时，不管是被拍者还是拍者，都要放松，这样力度才容易均匀贯入身体。

2 手掌不够厚软

由于接触面积小、密合度差，力度不容易传递。但经过长期拍打训练后，手掌会变得较丰厚柔软，力度也会加大很多。此外，拍打久了会抓到诀窍，拍出心得，自然能很快拍出痧。

3 不够专心

不论是自拍还是他拍，拍者与被拍者都要集中自己的意念（也可边拍边数次数），避免在拍打的时候聊天（帮老人拍打可以通过适当聊天进行情感交流，但要记住，是拍打时顺便聊天）或玩电脑、手机等。

4 怕疼

自己拍打时因为怕疼下不了手，既没有正常力度，拍打时间又不够，当然出不了痧。要强调的是，正常情况下主要是自己拍——自己有心或无意造成的病痛，当然应该是自己去除了。

许多人认为拍打太痛，自己下不了手，请别人拍比较有效。我在此郑重声明，拍打绝大部分时间都要靠自己拍。刚开始拍时当然会痛，但渐渐就会好起来，最后拍打起来会感到身心舒畅，这是必经的过程。其实，自己拍打，可以更有效地疏通循行过手掌的经络，这便是拍打的另一好处。同样是痛，别人帮拍只有一种好处，而自己拍打却有两种益处，还是自己拍打划算啊！

排除邪气的重要性

有些人对气很敏感，且易受影响，现在来谈谈其原因及应对之道。《黄帝内经》认为“正气存内，邪不可干”。其反面意思就是“邪可干者，正气不足”。在这个世界上，大概找不到身体没有任何病痛的人。每个人，或多或少都有些小毛病，可以说大家都处于“正气不足”的状态，只是程度不同。

另外，只要是活人就有“气”，也会跟外界交换气，这些气包含了能量。只是通常人与周围环境的交换量很小，因此我们会“感觉到”自己是完全独立的人。事实并非如此，只是我们感觉不出来自身与外界时时在交换气而已。

有些人天生就比较“开放”，比较容易与外界的气产生交换。这类人如果接触邪气，身体自然就会不舒服。对这类人而言，“正气存内，邪不可干”是必须追求的一个目标。

根据我的经验，体质敏感的人在替旁人拍打的过程中，要降低邪气的影响可以这样做。

- 喝姜枣茶，拍者可以提升自身的防御能力，被拍者可以迅速排除邪气。
- 大部分疾病是因寒气积聚而成，所以建议适量地在阳光照射的地方进行拍打，让阳光协助净化，但要避开烈日。
- 拍打完后可以在树林中走走，吸收天然的新鲜空气，有利于排出身上邪气。如果能够赤脚走更好，但是要避免脚部割伤或身体有伤口被感染。
- 平甩功、甩手功等可以练气，有助内气运行，对排出邪气很有帮助。此时光脚效果好一些。

经过如此反复吸气、排气，身体自然就会得到调节，内气越来越强，不再轻易受到外界的侵害。

除了上面所说的排邪气法之外，林孝宗博士还建议了几个简单的排邪气动作。

- 洗头式：双手由头开始，沿膀胱经向后背、脚底拂过去。
- 洗脸式：双手从脸部由上往下拂到脚。
- 摸肚皮：用手掌在肚脐周边绕圈。

第一个方法比第二个更好，因为膀胱经本来就是排除体内废物的最大管道。第三个方法和练功有关，没练功的话就直接略过。

接着来谈谈没有排邪气的影响，这也是我的经验之谈。其实，大部分人的身体不会对邪气特别敏感，所以就不太会受到影响。此外，即使对邪气很敏感，在经过反复锻炼之后，身体会自然建立起保护机制，同样也会越来越不受邪气的影响。

重拍不要天天拍，也不要一次大范围拍

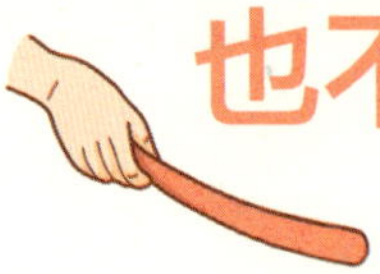

古人说“过犹不及”，凡事都要适度，过头了也许比没做更糟。

以气球为例，泄了气的气球就好比体虚的人，而拉筋拍打等方法就像是把那些导致泄气的破洞给补起来后充气，这样气球才会呈现出优美的外形。但是，假设不停地往气球里充气，又会怎么样呢？最后气球会因为充气过多而爆掉！

再以泡脚为例，当然不是泡得越久越好，事实上泡到微微出汗刚刚好。有人泡到浑身大汗，就是过犹不及。

回过头来说拍打，如果每天都大力拍打，很容易出现体虚现象，因为即使对被拍者来说，拍打也非常消耗体能。如果被拍者没有及时补充消耗的体能，身体就会出现问题。确实有些人能够承受每天大力、长时间的拍打，但并非人人都能做到。往往有些人每天大力拍了一段时间后，刚开始可能会感觉身体有所好转，但慢慢就会发现身体反而变得更虚弱了。

简单来说，原则就是，重拍不要天天拍，也不要一次大范围拍（除非参加拍打体验营，有经验丰富的教练进行指导）。想要天天拍，就选择轻拍，并选重要的部位拍，比如肘关节、足三里穴等通用部位，而且拍打时间不能过长。以拍胆经为例，如果天天拍，每天就只拍100~200下，而且还要在白天拍，不然晚上可能会睡不着觉。

拍打不靠蛮力，要用巧劲

拍打效率高有秘诀

拍打不是用蛮力，而是用巧劲，看起来不费力，其实效率很高。许多人喊拍不出痧，多数是因为没有掌握拍打的诀窍。年度大扫除和平时清扫的力度是不一样的，天天都在大扫除，谁受得了呢？天天都吃大餐，能撑得住的人也不多吧？

帮父母拍，更重要的是边拍边聊天，通过话语、触摸的方式与老人进行情感交流（但不能只“专情”于聊天，是以拍打为主，顺便聊天）。“肤慰”对于老人、小孩、重病患者都很重要。虽说生老病死是人生常态，但在世的时候能够好好相处，离别时才不会有遗憾。无憾很重要，所以我们还是要多种善缘。

某天碰到一位朋友，看他拍打时非常卖力且手法也很熟练，所以我主动过去和他交流。他问我一个问题：“刚开始拉筋拍打时觉得身体改善很快，可是最近怎么觉得身体越来越虚弱呢？”对于这个问题，我想用下面的比喻来说明问题。

有四个仓库：分别是能量消耗、堆积废物、能量储存及能量进入。每个仓库都可以装100单位，同时假设已经堆积废物50单位，能量储存有70单位。

第一种状况是平衡，能量进入等于能量消耗，比如能量进入60，能量消耗也是60，这时身体处于平衡状态。堆积废物及能量储存都不变，这种平衡状态可以称之为稳定的健康状态。

第二种状况是虚，拍打时，能量消耗比平时多（例如70单位），但堆积的废物也会减少，例如10单位。因此，如果进来的能量仍然维持在60，那么经过几次拍打之后就会进入体虚的状态。关于过度拍打导致体虚的表现，可参考下面的表格（表3），该表能较为直观地呈现这一情况。

表3 过度拍打致体虚的过程

操作	能量进入	能量消耗	废物剩余	能量储存	说明
第1次	60	70	50−10=40	70+60−70=60	
第2次	60	70	40−10=30	60+60−70=50	
第3次	60	70	30−10=20	50+60−70=40	
第4次	60	70	20−10=10	40+60−70=30	
第5次	60	70	10−10=0	30+60−70=20	废物消失
第6次	60	70	0	20+60−70=10	
第7次	60	70	0	10+60−70=0	
第8次	60	70	0	0+60−70=−10	变成体虚

要避免体虚，可从减少能量消耗着手，比如不胡思乱想、减少欲望等；也可增加能量进入的量，比如适量吃喝点东西等。当然，真正的情况远比这里所说的复杂，这里只是想说明过度拍打会引起体虚。兹引述一段孔子因材施教的故事当这段的结尾。

子路问："闻斯行诸？"

子曰："有父兄在，如之何其闻斯行之？"

冉有问："闻斯行诸？"

子曰："闻斯行之。"

公西华曰："由也问'闻斯行诸'，子曰'有父兄在'；求也问'闻斯行诸'，子曰'闻斯行之'。赤也惑，敢问？"

子曰："求也退，故进之；由也兼人，故退之。"

进者退之，退者进之，拿来当作拉筋拍打的原则，也很合适呀！

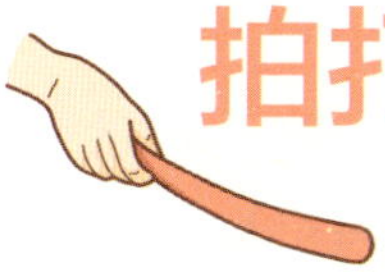

拍打的原理

出痧就会痛，出痧表明体内需排毒

首先要说的是，拍打的痛主要来自出痧的过程，所以只要出痧就会痛。

那么，有没有人拍打的时候不痛呢？有。可能有三种人在被拍打时没有太明显的痛感。第一种人非常健康，身体没有任何地方积痧，这种人非常少见。通常，遇到相对健康的人已经非常不容易了，这种人出痧少，被拍打时不会有明显的痛感。第二种人非常不健康，身体已经出现疾病征兆，无论怎么拍都很难出痧。因为不出痧，所以也没有什么痛感。第三种人太怕痛，不愿意重拍，也接受不了重拍，当然就不会有太明显的痛感。

我曾经碰到一位先生，他在十几年前得了癌症，经过治疗后，在往后每三个月一次的复诊中都要做检查，一年要接受四次检查折磨，而且各项指标全面恶化。十几年下来，他看遍名医，身体仍然没有起色。这位先生参加拉筋拍打聚会多次，每次来都会在我身边晃来晃去，问他是否要拍打，他总是说："没什么用，我自己用锅铲拍，拍一个钟头都拍不出痧，没有用的。"有一次，我帮一位先生拍打完后，问他要不要拍拍看，他终于愿意尝试。

我根据他的自述，思考一阵后决定从腘窝（膝盖后方）的委中穴开始拍，大概只拍了十几下就开始出痧了。后来再见面，我帮他拍打足三阴经，出了一堆痧，又拍了胆经，同样也出了一堆痧。经过这两次拍打体验后，他再没说过拍打没用、拍不出来痧这一类话了。接下来，他消失了三个月，三个月后他出现了，告诉我这三个月他的大腿内侧（足三阴经循行部位）一直冒出很痒的疹子，每天都要用盐水洗才能止痒。我判断他终于把体内的毒排出来了，提议再帮他拍打。谁知我才一落手，他就喊痛（痛彻心扉的那种痛），然后他就再也不肯被拍了。

在我看来，先前他身体的防卫机制已经完全被各种治疗手段整瘫痪了，所以拍打时，他不觉得痛。经过拍打排除毒素的过程之后，防卫机制好不容易有所恢复，痛觉恢复正常，结果他却因为怕痛不肯再拍。有人说，不能说拉筋拍打“包治百病”，而应该说“具有自愈的潜力”，这当然没问题。但是能自愈到什么程度，就和个人心态密切相关了。

所以说，“调心”是最重要的。心不调，拍打只有短效而无长效。“外治为主”，可以通过拍打等方式来促进身体的恢复，但这并不意味着要完全摒弃打针、动手术等医疗方式，不能回避正常的医疗行为，有病一定要去医院求助医生。“辅以食疗”，搭配适当的饮食，具有加强自愈的效果。其实，这里指的食疗，正常饮食就好。“药石为下”，《黄帝内经》中，提到“药”的时候前面常带个“毒”字。这是因为药物都有一定的偏性，用不好容易伤身体，所以药物还是少用为佳。

至于在实施的层面上，拍打时要专心致志，甚至要感受、体验那种疼痛，融入那种疼痛之中。如果能到达这种情境，拍打会有较明显的效果，只是一味忍耐，即使有效果也不会太持久。

还有些人总想着有位神人或神医，轻轻点拨一下就万事大吉了，也许当时有效，过了一段时间毛病就又来了。这类人无法掌握“自愈”的观念，总是想依靠别人为他服务。抱有这类想法的人想要靠拍打提高身体的自愈力是很困难的。

从“缺氧”来看拍打的功效

地球上最早的生物是不需要氧气的，当时的地球大气和现在完全不同。至今，在深深的海底仍然存在着一些不依靠氧气生存的物种。当氧气第一次出现在地球上，对当时的生物来说，这是毒气，当时大部分物种因此灭亡了。

然而，生命自会找到出路，经过了亿万年的演化，氧气不但不再是毒气，还成了不可或缺的生命之源。当然，在地表上，还是有些生物不靠氧气过日子，这些生物统称为厌氧菌。臭水沟里的臭味，主要就是由厌氧菌释出的硫化氢组成。

总体来说，多数致病菌都不喜欢氧气，或者说都不容易在有氧的环境下生存。那么，什么样的状态对这些不喜欢氧气的致病菌来说是“优良的生存环境”呢？简单说就是缺氧！不流动的血、紧绷的肌肉、激烈起伏的情绪，都会在体内形成缺氧的环境。

组成人体的细胞数量多达1000亿，不难理解，要能使每个细胞都获得充分的氧气，是不可能的。然而，在这种极度困难的情况下，身体依然能够维持稳定，从某种角度来看，这是奇迹。那么，我们的身体要靠什么来输送氧气到达各个细胞呢？答案是血液。

在人体的十二条经络中，和血液直接相关的经络，有脾经、肝经、肾经这三条经络。我想用主食来比喻这三条“血脉”的功能。肾主骨，骨髓是主要造血器官，这好比生产主食的农场，而血就是生产出来的主食。生产出来的主食储存在粮仓中，这是肝藏血的功能；在需要的时候，要将主食从粮仓中拿出来使用，至于吃不完的部分，可以先加工储藏起来，这要靠脾的转化功能。

当然，这些主食还有生产品质良莠不齐的问题。品质不良，营养含量就低。如果你的血液品质不好，所含的营养素就少，而氧就是其中非常重要的一种营养成分。

所谓“气滞血瘀，气不行，血不走，气为血帅”，这是在描述一种现象：气滞发生在血瘀之前，针灸就是使气路畅通的一种方法，气不滞、血不瘀，全身细胞才能快乐过日子。反之，一旦血液流速降低，或者血管堵塞了，氧气无法顺畅供给，等于是在为那些伺机而起的厌氧致病菌制造一个“优良的生存环境”。

我们身体对于内外制造的“问题”，有三种处理方法：①有能力处理的问题，当下就处理干净，不留后患。②不能处理的问题，则靠腹泻、打喷嚏等方式排出。③不能排出体外的就积累，如赘肉或肿瘤。

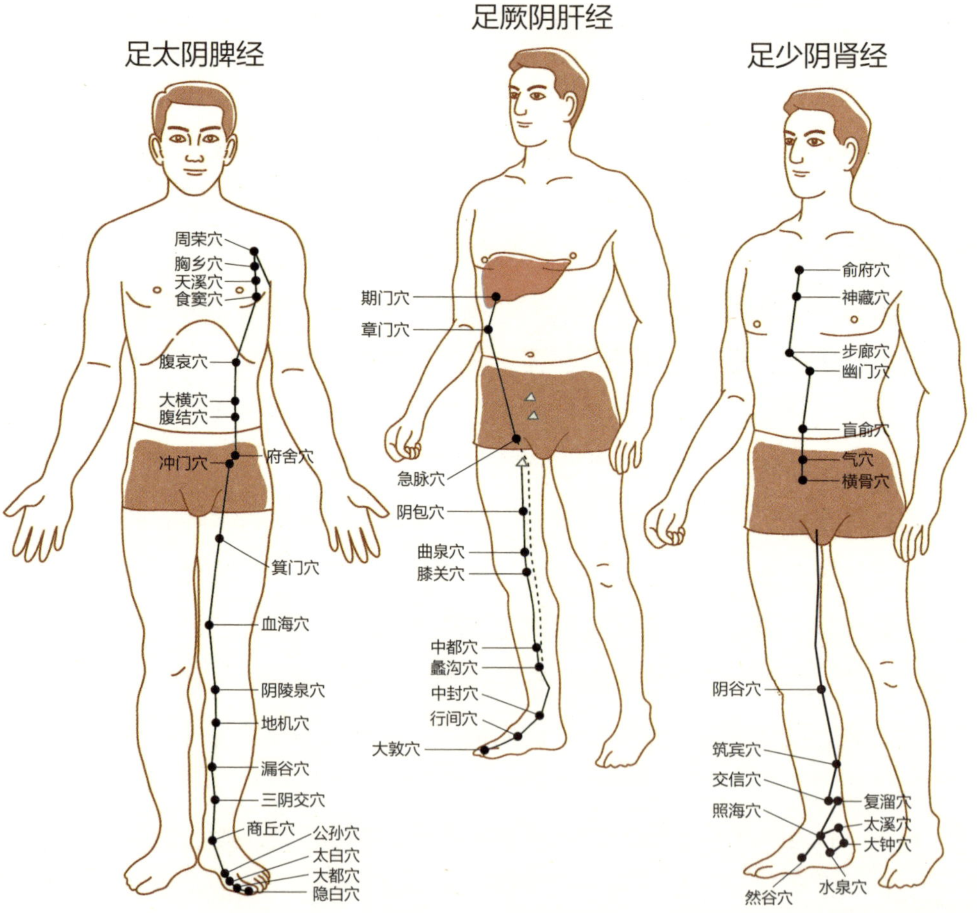

●这三条经络统称为“足三阴经”，跟血液息息相关。拍打下肢内侧的足三阴经，可以疏通淤堵，让气血畅行无阻

有了这样的概念之后，自己调理身体就变得很简单：只要保持气血顺畅就好。拍打之所以能够发挥作用，道理就在于“清除路障，让气血通行”。事实上，早在北魏时期的《易筋经》就有类似拍打的记载，而清代《医宗金鉴》提到的“振梃疗法”，其实就是指用木棒拍打，目的是使气血流通。

出痧等于毛细血管破裂吗

有一种对痧的常见看法，出痧是因为毛细血管破裂造成的皮下出血。下面我试着对这样的观点进行讨论。

首先，血管会不会破裂呢？血管受到过度拉伸、摩擦或撞击是有可能破裂的，但是绝大多数情况下，血管都不容易破裂，特别是在受压状态下不易破裂。如果亲自用手拍打水管或类似的物体，就能体会到要将其表面拍至破裂是很困难的。

其次，毛细血管会不会破裂呢？毛细血管既然是血管，当然也有破裂的可能性，但是相对于主血管、肌肉、骨骼这些主要的受力部位，拍打时毛细血管所受的力度相对较轻，如果组成血管的成分相同的话，受力相对轻微的毛细血管更不容易破裂。

再次，关于出痧是不是毛细血管破裂，正反双方的观点如下。

正：一般来说，身体不好的人，毛细血管相对脆弱，因此在拍打过程中容易因压力大而破裂。

反：如果出痧真是毛细血管破裂的话，那么每次拍打应该都会破裂，而实际情形却是出痧越来越少！

正：也许是因为比较脆弱的毛细血管都被破坏了，经过重建后的毛细血管比较强韧，因此越来越不容易出痧。

反：且慢，照你这么说，那身体衰弱的人应该更容易出痧才对。

可是实际观察到的情形是，一些身体状况很差的人起初拍不出痧堆，经适当调理之后，拍打才开始出痧！

正：……

此外，为什么在穴点附近比较容易出痧呢？气为血帅，气引领着血，气到血才到，气不行则血不走，气滞则血瘀。穴点本身是气进出的地方，其附近血管自然比较密集，因此比较容易出痧，并形成聚集在穴点附近的痧。特别是在常用穴位附近，例如足三里穴、血海穴、风市穴，经常拍打可以拍出圆形的痧堆，拍打时顺便认穴，既健身又学习中医知识。

最后，痧到底是怎么跑出来的？其实，痧怎么出来的至今尚无定论，也许未来会给出合理解释。在那之前，姑且先提出一种假设：血管上其实有些隐藏的开口，这些开口非常细小，小到血无法流出（否则血液就会随时流出来），而这些开口的作用类似泄压阀，在遇到高压的时候就会打开。拍打时，这种泄压阀似的开口可能会打开，从而排出血管壁上的淤积物。非常健康的人其血管壁致密，因此不会或仅极少量出痧；一般人因身体状况不同，出痧的程度也会有所不同；身体差但拍不出痧的人，血管壁质变，拍打也不会痛，此时自然状态下的多孔性质消失，因此不出痧，待身体得到调理，恢复到相对健康的状态之后拍打才出痧。

以上是我个人的假想，一个假设的好坏最重要的标准是，是否能够就其“证真”或“证伪”，能够进行证真或证伪的假设，就是一个好假设。必须理解的是，气滞会出现血瘀，即出现某些经络、穴位不通的问题。事实上，练习武术、气功的人也会有相同的问题，因为各家功夫各有着重之处，很难保证身上每条经络及每个穴位都保持畅通无阻。因此练功的人要经常拍打，至少视其为辅助方法。这样，练功的健身效果才会更好。

放血与排痧有区别吗

有人询问，放血是排放废血和瘀血，拍打不也是把血液和身体里的毒给拍出来，然后再代谢吗？这两种排除废物的方法，原理一样吗？我的回答如下。

- 放血，基本上只排除血管里的废物。痧，除了来自血管，也来自身体的各种组织及组织的间隙，范围更广。
- 放血快速，但是有引发感染的可能。痧由人体回收系统运作，无体表伤口，相对安全，但效果也不如放血快。
- 只要不感染，放血引起的疼痛相对小，且很快消失。
- 放血很耗精气，但可快速提神，如有神助一般，却只是暂时现象。自体排痧则是靠自己一步一个脚印走出来的，效果维持时间较长。

需要说明的是，放血是一种缺乏临床研究的疗法。在世界各地早期医疗史上都有放血疗法。而中医的放血疗法是以针刺特定穴位，体表小静脉放出少量血液。

不出痧代表健康吗

“痧”，经由拍打将体内代谢废物排出体外，可以达到保健养生的目的，同时也能增强人的免疫能力。但并非每个人都能拍出痧，有人拍打后不出痧或者只出一点痧，这种情况代表什么？是身体很健康的体现吗？如果把人体比喻成一间房子，房子里的垃圾是痧的活，排痧就好像清理房子，那么大致上可以将不出痧的情况概括为以下几类。

完全健康的人：好比一间干干净净的房子，无论你怎么卖力清扫也扫不出灰尘。

很难清理的痧：好比厨房里的抽油烟机，上面累积了厚厚的油垢，虽然不是不能清除，但是不费大力气是清理不了的。这种情况使用一般的拍打强度看不出效果，但强度过大又易受伤。此时可以先调理身体，这好比先将除垢剂喷在油垢表面，将油垢分解到一定程度后再清理就简单多了。

气血过虚的人：好比家里的垃圾虽然不难清理，但是负责清理的人体力虚弱，即使是清理容易清理的垃圾也不堪负荷。这种情况就要先调整体能，等到体力恢复到一定程度后就能胜任清理工作了。

过于怕痛的人：好比有能力清理房子里的垃圾，但是不尽力，人家是挑水砍柴不嫌苦，他拿起鸡毛掸子掸两下灰尘就喊累。这类朋友往往对自己、对方法信心不足，或是皮肤过于敏感，需要多鼓励，多看看别人的例子。一旦心理上接受了拍打，执行起来就容易多了。

光说不练的人：好比一位总是要求大家房子要保持干净的人，嘴上说得头头是道，却总是叫别人清理房子。他总认为别人家才有垃圾，自己家没有垃圾，到头来就是自己的房子永远没有清理。

八虚与通用部位有什么不同

黄帝问于岐伯曰：“人有八虚，各何以候？”岐伯答曰：“以候五脏。”帝曰：“候之奈何？”岐伯曰：“肺心有邪，其气留于两肘。肝有邪，其气留于两腋。脾有邪，其气留于两髀。肾有邪，其气留于两腘。凡此八虚者，皆机关之室，真气之所过，血络之所游，邪气恶血，固不得住留，住留则伤筋络骨节机关，不得屈伸，故病挛也。”

——《黄帝内经·灵枢·邪客》

首先开宗明义，“虚”等于“墟”，八墟就是指身体上8个容易藏污纳垢的废墟（窝），分别是两个腋窝、两个肘窝、两个髀窝（腹股沟）及两个腘窝（膝盖后方）。道家有个不外传的秘法——“八虚拍击法”，就是用来清理这8个部位的。清理八虚等同于保持十字路口畅通，虽然十字路口畅通未必能保证交通一定畅通，但是交通乱象收拾起来比较顺利是毋庸置疑的。

至于拍打的通用部位是指肘关节（360度）、腕关节（360度，含手掌、手背）、膝关节（前后左右及膝眼）、踝关节（含内踝、外踝、脚背、脚掌）。要注意的是，这只是刚开始拍打时要处理的部位，不是一直只拍这些地方。

根据我多年拍打下来的实际经验，许多手肘内侧拍不出痧的人，只要稍微移动拍打位置就会出现很多痧。由此看来，所谓的“地毯式轰炸”确实有其必要性。但这样拍打下来耗时太久，所以要有做持久战的准备：以一个巴掌大小为单位，每次拍打一处地方，尽可能拍透后再换另一个地方拍。这样两三轮下来，身体里的积痧就清理得差不多了。

总的来说，拍打的顺序如下（这只是大致的顺序，拍打时必须按实际情况自行调整）：通用部位（先打通的部位）→肩关节、髋关节（范围大，最好多拍几遍）→手脚（360度）→躯干（包含头部）。

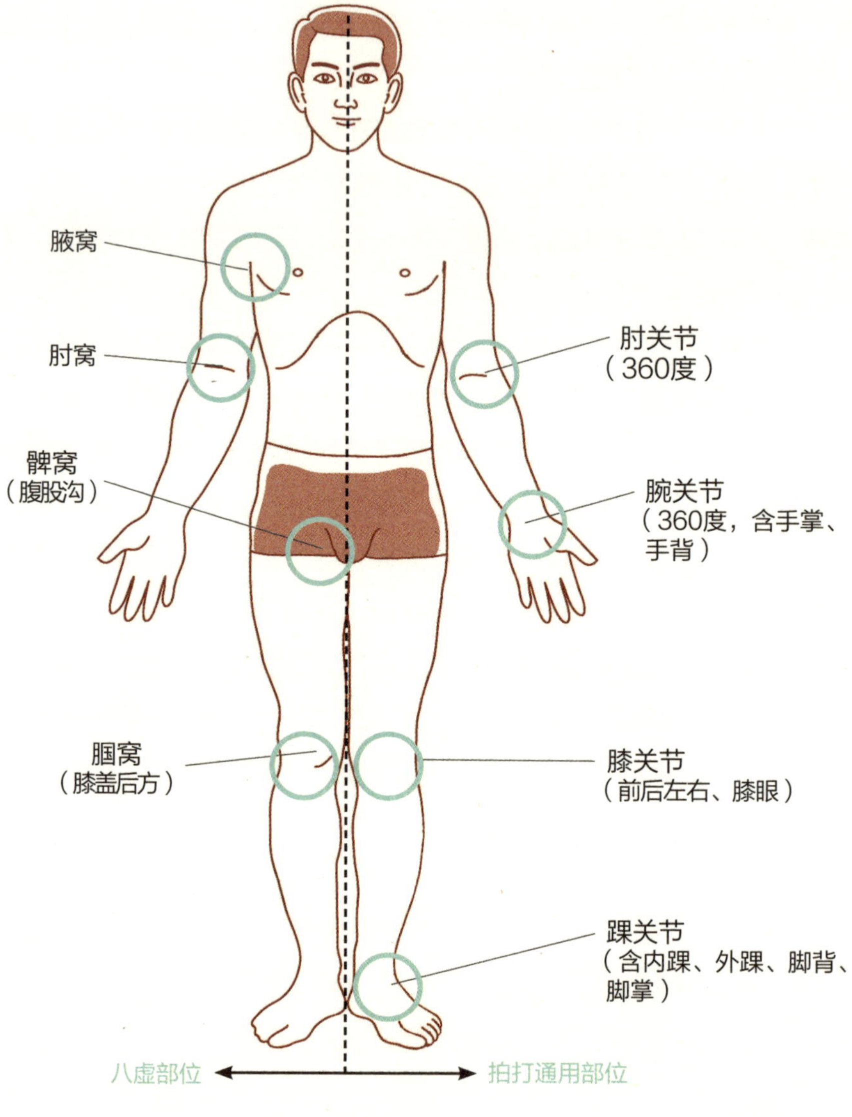

● 本书Part2介绍的“五八拍打法”，即针对通用部位的8个关节进行拍打。这是为了配合现代人的忙碌生活，初步只定50下为拍打基准数。主要是此法简单易行，每个人都能轻松进行自我拍打保健。倘若时间充分，不妨进行轻松而长时间的拍打（比如1小时），对身体健康将有很大的助益，特别适合体质虚弱者。当然，数字是参考，更重要的是，以最轻松愉悦的心情进行自我保健

八虚部位（左）与拍打通用部位（右）的比较

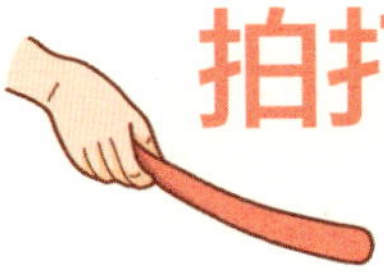

拍打注意事项

凡事都可能出错，甚至很多人喝水都有被呛到的经历，连喝水这种每天都在进行的事都有出错的可能，当然更不难理解任何保健方法都有出错的可能。但只要遵循以下原则，拍打其实很安全。

- 从通用部位的8个关节开始拍打，先将容易拍打又关键的通用部位拍通，痛感就会降低，也能够避免许多不必要的状况。
- 拍打无须用力，而要“放轻松”。过度用力效果不佳，还可能受伤，请参考拍打五字诀：松、靠、贴、律、心（见第19页）。
- 避免用硬物拍或敲。用硬物拍或敲并不是完全不可以，但是在无法适当控制力度时，以硬物碰触骨头容易伤及骨头。
- 尽量用手拍。手掌内有骨头支撑，骨头外有肌肉组织包覆，软硬适中，细胞还进行新陈代谢。手掌内面有心经、心包经、肺经通过，不但安全，还能使心肺功能时时得到锻炼，用手拍一举数得。
- 各种拍打工具可以适当用，工具的软硬程度不同，产生的效果各不相同。使用工具的大原则是“硬拍软、软拍硬”。
- 拍打三部曲：①痛，因为出痧。②不痛，因为痧出完了。③身心舒畅，因为血液循环顺畅。拍打时请尽量拍至不痛。
- 如果出痧很多又硬，可以继续轻拍至变软。如果有充足的时间，可以拍到退痧，一般需要1~3小时，但是如果“痧量”蕴藏太丰富就另当别论。
- 拍打过程中毛孔会张开，应避免大风直吹或在温度过低的空调房间拍打。拍打结束要避免立即碰水，尤其是凉水。
- 在自然开放的草地，有树遮阴、有微风吹拂的环境拍打最理想。

紧急情况的处理方式

初学拍打者往往低估了拍打的冲击力，即使是很简单的状况都无法理解，也不会处理，一旦遇到“状况”就心生恐惧，从而放弃如此简单有效的自愈法。下面是拍打过程中可能遇到的紧急状况及处理方法。还有，日常生活的一些急症，也可以通过拍打来缓解症状。

- 拍打会促进气血循环，在病灶处因正邪相冲而引发不适感，这称为气冲病灶或好转反应。此时应拍打手肘或内关穴，协助被拍者迅速度过不适期。
- 如果拍完后感到心慌气短，是因为拍打时体能快速消耗所致，这时拍打手肘或内关穴可以缓解症状。在拍打的前、中、后喝点姜枣茶，可避免这种情况出现。
- 许多人在拍打时或拍完后会感到晕眩，通常是拍打疏通气血之后，气往上冲的结果。此时只要轻轻拍打头部，拍到不晕就可以了。
- 拍打时感到极冷，是因为身体内寒极重，拍打加速了局部血液循环，将体内寒气带出，主观的感觉是局部异常寒冷。这时请持续拍打至重新恢复正常温度，可配合手肘、内关穴拍打。
- 容易晕车、晕船的人，在上车或船之前半小时拍内关穴，旅途中有不适症状再拍。
- 出门在外，因为饮食习惯不同容易出现腹泻，此时可以拍膝盖上方的梁丘穴，以及小腿外侧的足三里穴。
- 一般的伤风感冒，可拍颈背部的大椎穴及手肘。经常感冒，甚至哮喘，应该拍整条手臂。

专题 寒气是百病之源，用拍打排出体内寒气

“百病起于寒”，这句话一点都不假。其实肩周炎、过敏性鼻炎、哮喘、痛经、不孕都与体内寒气脱不了关系。

不孕

不孕的原因很多，现代人不孕跟生活方式有非常大的关系，其中又以体内寒气重为甚。先来简单解释一下体寒为什么导致不孕。想怀孕，必须精子和卵子能够顺利结合，但体内寒气使男性的精子变少或活力不足。而如果女性也体寒则精子和卵子结合不顺就不易形成受精卵，即便侥幸形成了受精卵，受精卵也不容易着床。

回过头来说，造成体寒的元凶是什么？其中重要的原因之一就是嗜喝冷饮。时下很多年轻人几乎天天都要喝冷饮，有时一天喝一杯不够还要喝好几杯，这便是年轻人体寒的原因之一，也是不孕的原因之一。更糟糕的是，还会增加患肿瘤的概率。

肿瘤

罹患肿瘤的原因多种多样，但原因之一是身体无法排毒，只好将毒在体内积聚。若是加强身体排毒的能力，就能大幅减少毒累积的机会，减少肿瘤的发生。

美国华裔中医师倪海厦曾经提过一个观点：美国不少不抽烟的妇女罹患鼻咽癌（她们平日的烹调方式产生油烟很少，甚至不产生油烟），病因之一就是体内的毒排不出去。倪医师的观点是，身体的毒

需要正常排出，如果不能正常排出，它就会自己寻找出口：上冲到肺，肺就会长肿瘤；冲到鼻，鼻就会长肿瘤；冲到脑，脑就会长肿瘤。而且不只女性如此，男性也如此，现在也有男性患乳腺癌，或许就是缺乏排毒管道，毒素上冲的结果。

总之，能够往外排的毒，会在身体表面冒出青春痘一类的脓包；而身体较差无法排毒，毒就会在体内积聚。

哮喘

按现代医学观点，哮喘发作时要靠喷药维持。根据我个人的理解，哮喘的原因之一是体寒，所以调理哮喘的方法之一就是要驱寒。那么，如何驱寒呢？方法不止一个。

- 长期慢跑：这种方式对于提升心肺功能有很大的帮助，只是收效比较慢，见效时间有点长，大约要以年为计算单位。天天跑，5~10年后，身体状况会有极为明显的改善。

- 拍打：只要克服怕痛的心理障碍，这是快速又有效的方法。我曾经无意中帮一位大姐拍打右手，她整只手臂都出痧，几乎没有一块是皮肤原来的颜色。肿痛持续了大约两个星期，这期间她难以入睡，把初次认识拍打的她吓坏了。一个月后再次见到她，向她仔细解释后，她又要求拍打左手，我再三确认其意愿后又帮她拍了左手，这回还是满手都是痧，但不像第一次拍打时那么痛了。过了一个月见到她，她说在第二次拍后感到哮喘有所缓解。其实我拍打时不知道她有哮喘，在毫不知情的情况下，糊里糊涂地帮大姐缓解了哮喘症状。这位大姐也因为这次经历对拍打产生了好感。

过敏性鼻炎

有过敏性鼻炎的患者早上起床或天气忽然变冷时，通常会打喷嚏或流鼻涕。其实，打喷嚏是去除体内寒气的方式之一。

如果身体累积了许多寒气，一旦有更多寒气进入（例如早上起床、骑车受凉等）体内而超过身体承受能力的上限，身体就会通过打喷嚏等方式来小量处理寒气。但这不能真正解决问题，要除根就必须找到问题源头，才能让身体恢复到最佳状态。

那么，哪些寒气会袭击身体呢？可能是地理位置因素（例如北方天气总是比较冷），也可能是季节因素（例如冬天），还可能是工作环境或家庭环境（例如开空调、吹风扇），或是穿着不当（例如露肩、露背等），或是饮食习惯有问题（例如爱喝冷饮，吃蔬菜水果而没注意寒凉温热的调配），也有可能是心理的问题（负面情绪是累积寒气的方式之一）。弄清楚寒气的来源，剩下的就是排除现有寒气的问题了（参见本书Part 3防治篇）。

驱寒的意义

想象我们的身体把寒气装进一个气球里，愤怒、恐惧等负面情绪就像是打气筒般不停地把寒气往这个气球里灌。平常被这个气球锁住的寒气不会无故往外泄，而拍打就是在这个装满寒气的气球上扎针，让寒气呼呼地往外排放。此外，哭泣等泄压方式也会加强排除寒气的力度。经过拍打，很多人都能快速看到效果。

关于拍打的几个重点

- 病多因经络不通，所以打通经络有助于治病。
- 忘记病名、全身拍打，是最简单彻底的调理方法。
- 如果时间有限，拍8个关节重点部位（见第52~58页）。
- 拍打就像正骨、针灸、刮痧、按摩一样，是疏通经络之法。
- 凡事有度，过犹不及，这需要自己亲身体会。
- 疗愈的四个层次：调心为上、外治为主、辅以食疗、不得已使用药物。
- 简单方法、正确实施，持之以恒就能产生不错的效果。

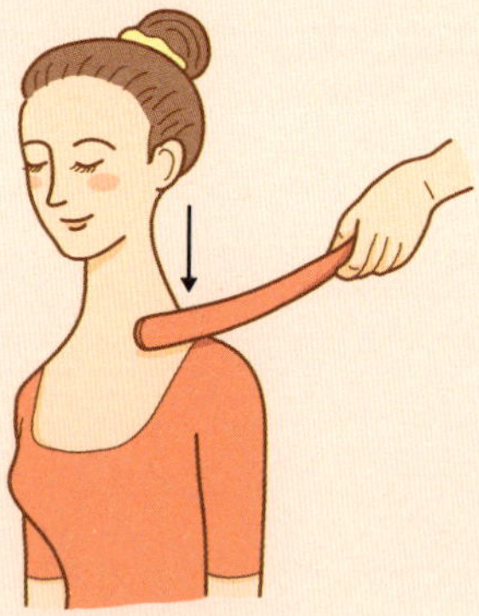

Part 2

养生就要这样拍

人人适用的五八拍打法

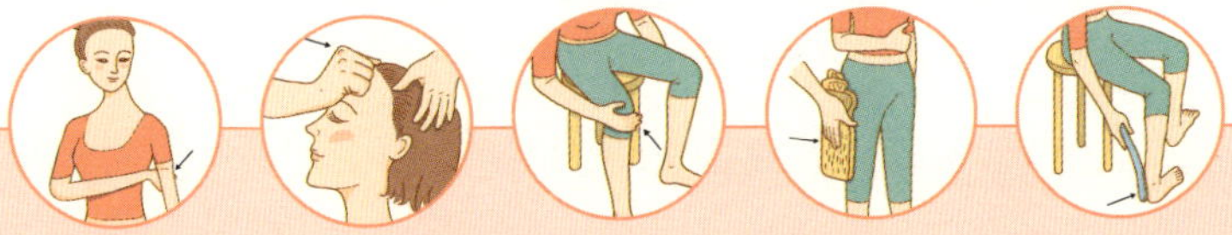

什么是五八拍打法

五八拍打法的“八”，指的是人体的8个重要关节部位。
五八拍打法的“五”，指的是每个部位每一回的拍打数——50下。

8个关节（身体由上至下）

1 双手肘关节
2 双手腕关节
3 双腿膝关节
4 双脚踝关节

每个部位至少拍打50下

50下是每一部位每一回最起码的拍打数，你可以视自己的时间、耐痛程度等情况自我调整拍打数。如果时间有限，可以减少拍打部位，但一个部位拍打数不可少于50下，否则无法发挥拍打的自疗作用，等于白费力气。比如说，如果时间有限，你可以只选双手肘关节及双腿膝关节拍打，但每个部位一定要拍满50下。

为什么要拍打这8个关节

1 打通关节，就能打通全身血脉

人体的手脚关节是经络的交汇处，许多重要的养生穴位都位于关节处，比如曲池穴、尺泽穴、神门穴、委中穴、内关穴、血海穴、足三里穴等。所谓“气滞血瘀，气不行，血不走，气为血帅”，都是在描述一种现象，即气滞发生在血瘀之前，如果等到血瘀发生，疾病就会伺机坐大了。

2 通过关节排污口，清除身体垃圾

我们体内毒的“排污口”都藏在关节的凹陷部位，比如腋窝、肘窝、腘窝（膝盖后面）等处。拍打或按揉这些部位可以把湿毒排出去，身体不再“藏污纳垢”，病痛自然就会减轻，人也会少生病。古印度医学认为，由体内生出的疾病都是因为体风、胆汁及黏液失衡，因此在瑜伽体位法中，有转动关节排出体内风湿的练习。

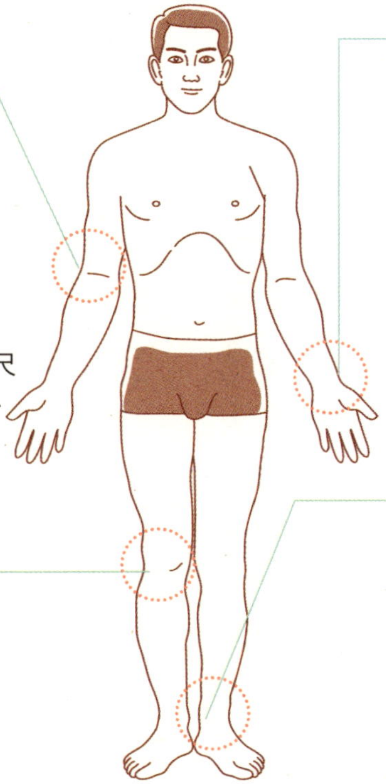

8个主要拍打部位

来复习一下有效的拍打五字诀

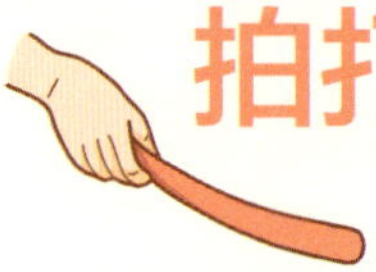

不管是自己拍、帮他人拍或被拍，都要谨记拍打五字诀：松、靠、贴、律、心。只有这样，才能拍得轻松不费力，又有效果。

要诀1 松

“松”就是拍打时手腕、手肘、肩膀这些主要关节都要放松。一般力度，拍打时以手肘为主要活动关节，手腕要同时保持放松；重拍时，以肩膀为主要活动关节，带动的手肘、手腕也要放松。被拍打时，尽量全身放松，或至少做到被拍打的部位放松。

要诀2 靠

什么是“靠”？靠就是要有适当的支撑。比如拍打小臂的内侧时，手臂下方要有适当支撑；坐着拍打大腿正面的脾胃区时，双腿与地面呈90度；而站着拍打小腿外侧时，两脚并拢，要站稳。

要诀3 贴

不论是用手掌，还是用拍痧工具，“贴”这项要诀都很重要。以手拍来说，“贴”就是要用实心掌拍打，从手指到掌心要尽量轻松自然地包覆被拍打部位，扩大接触面积。如果贴得不够实，换来的是力气耗费不少，效果却很不好。

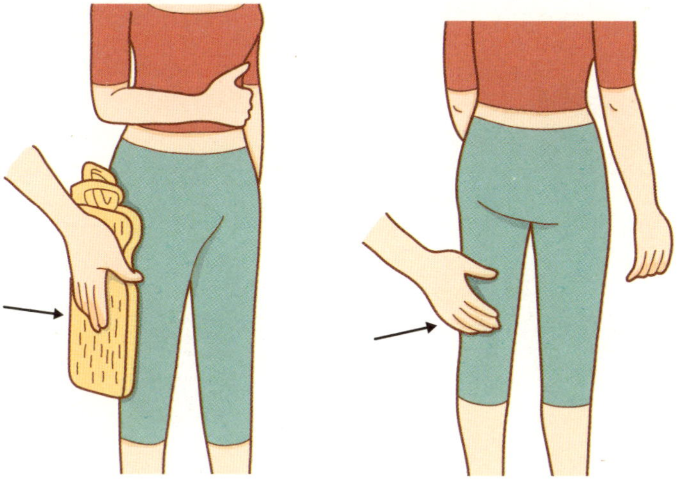

●拍打时，不管是用手拍还是用拍痧板等工具拍，都要尽量轻松自然地贴附在被拍部位

要诀4 律

“律”就是要有适当的节奏。拍打，要带点节奏感地慢慢拍，前后速度要一致。一方面，慢慢拍，缓慢作用于肌肉，不会产生过多的乳酸，而另一方面，慢慢拍也可以让身体有足够的时间清理拍打过程产生的乳酸。这就是有节奏感的慢慢拍不易感到累或酸痛的原因。

要诀5 心

“心”是指调心，让自己经常处于喜乐之中，不要轻易抱怨或生闷气。在拍打时，要心存正念，要正向思考。比如，要对拍打抱有坚定的信念，拍打时心存自我疗愈的意念，就能渐渐领悟到拍打对身心健康都有效果。

五八拍打法1——肘关节

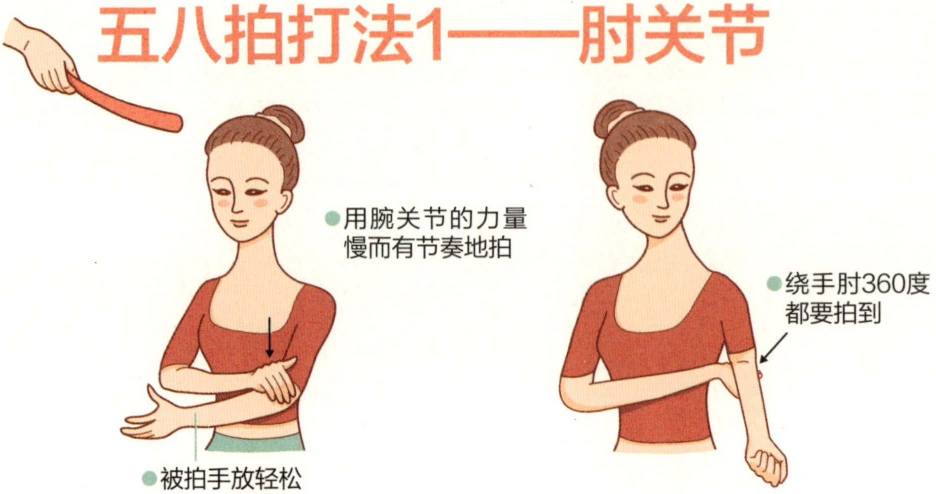

① 先拍肘关节内侧。

② 被拍手放轻松，拍打的手掌要微弯，整个包覆手肘拍打。

③ 边拍边数次数，至少要拍50下。时间许可，可拍100~200下或更多，视个人情况而定。如果出痧，尽量拍到不痛，甚至要拍更长时间，直接拍到退痧。

④ 再拍肘关节外侧，整个手掌要包住肘关节，同样至少拍50下，时间许可的话，比照步骤③。

⑤ 换手拍，同前面阐述的拍法一致。

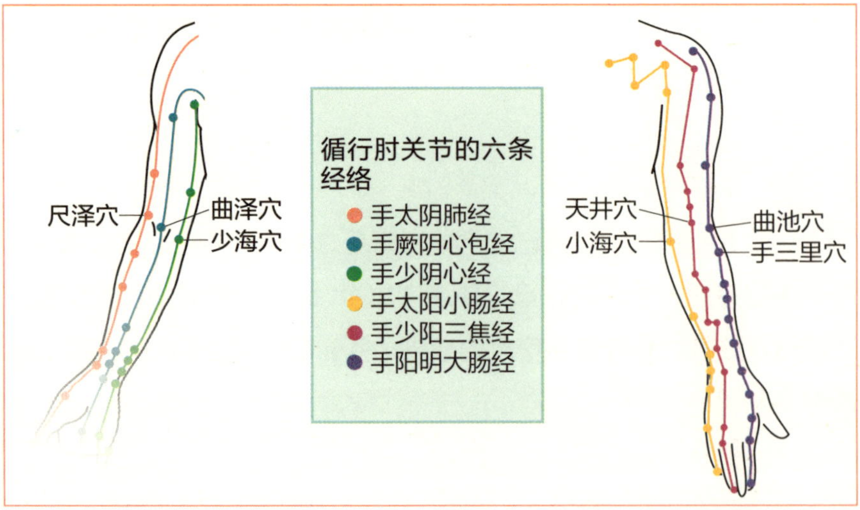

五八拍打法2——腕关节

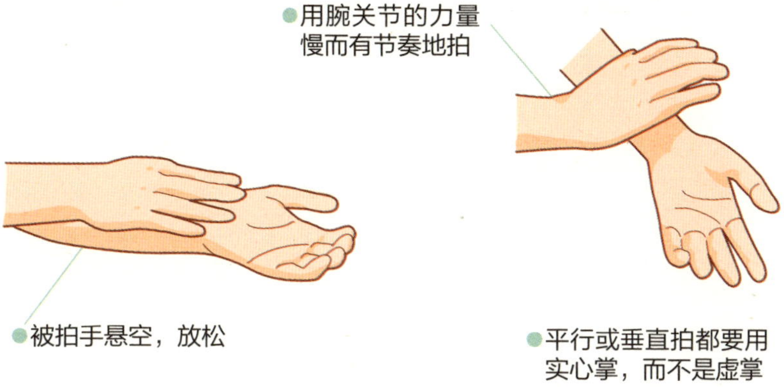

① 先拍腕关节内侧，可以垂直拍，也可以平行拍。

② 被拍手要放松，拍打的手掌要微弯，整个包覆手腕拍打。

③ 边拍边数次数，至少要拍50下。时间许可，可拍100~200下或更多，视个人情况而定。如果出痧，尽量拍到不痛，甚至要拍更长时间，直接拍到退痧。

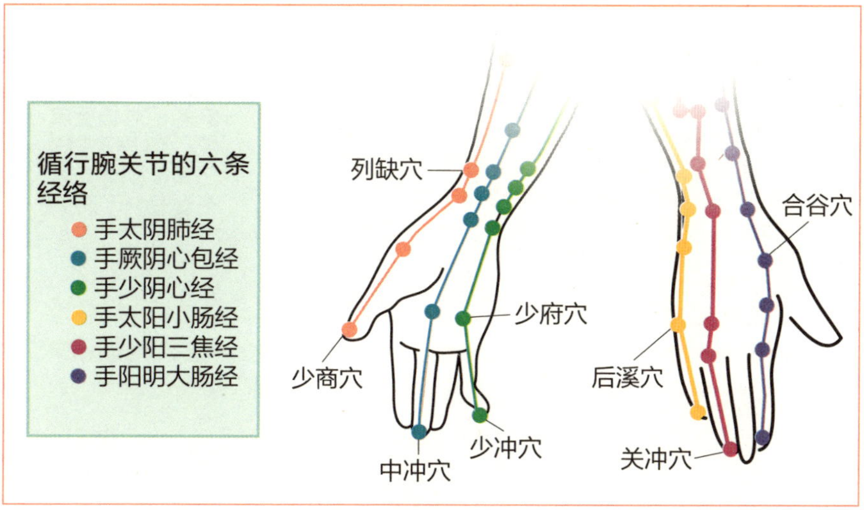

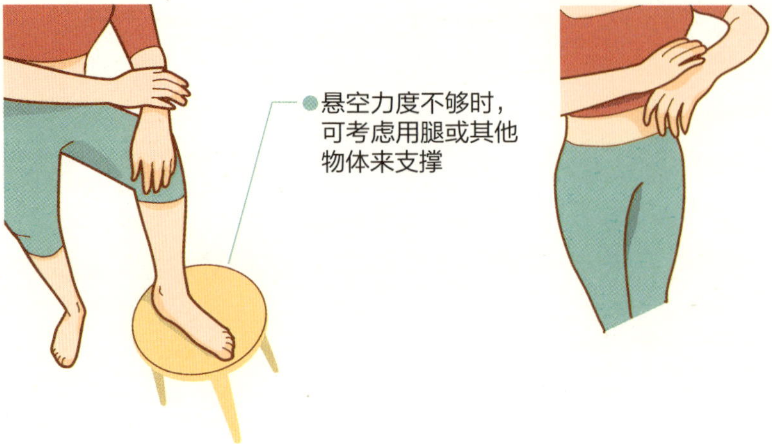

④ 继续拍腕关节背面，可以垂直拍，也可以平行拍。

⑤ 被拍手自然放松、悬空。如果悬空力度不够，可考虑用腿或其他物体支撑。支撑物不宜太硬，否则可能造成骨头受伤；也不宜太软，否则没有支撑效果。

⑥ 同样至少拍50下，时间许可的话，比照步骤③。

⑦ 换手拍，与前面阐述的拍法一致。

拍打内关穴，好处多多

手腕内侧有重要的穴位——内关穴，属于手厥阴心包经的络穴。古有“内关心胸胃”之说，可见内关穴是非常重要的急救穴位，不论是临时的急症还是拍打后不适，均可立即拍打内关穴缓解症状。

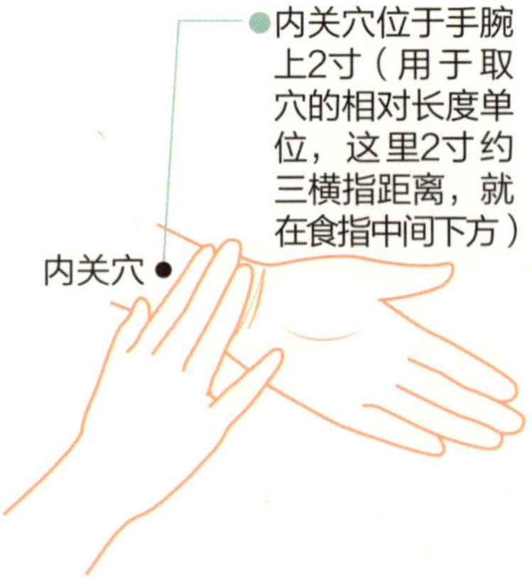

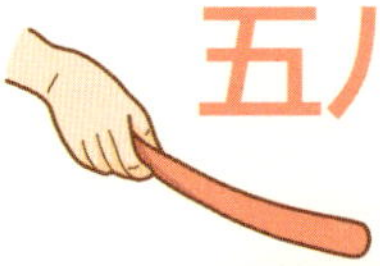

五八拍打法3——膝关节

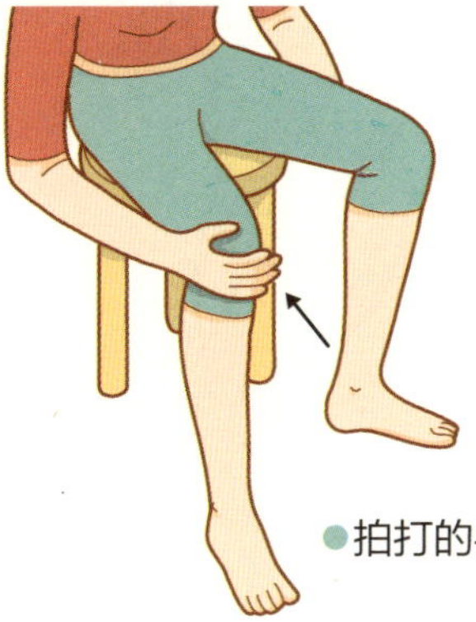

●拍打的手掌要包住膝盖拍打

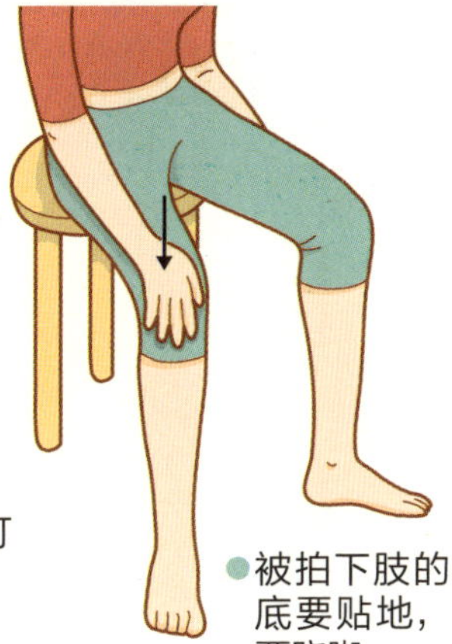

●被拍下肢的脚底要贴地，不要跷脚

① 先拍膝关节正面，可以垂直拍，也可以平行拍。

② 被拍下肢的脚要脚底贴地立稳，拍打手掌要以轻松自然的方式整个包覆膝盖拍打。

③ 拍打时，手腕要放松、灵活，慢而有节奏地拍打。

④ 至少要拍50下。时间许可，可拍100~200下或更多，视个人情况而定。如果出痧，尽量拍到不痛，或直接拍到退痧。

循行膝关节的六条经络

- 足少阳胆经
- 足厥阴肝经
- 足阳明胃经
- 足太阴脾经
- 足太阳膀胱经
- 足少阴肾经

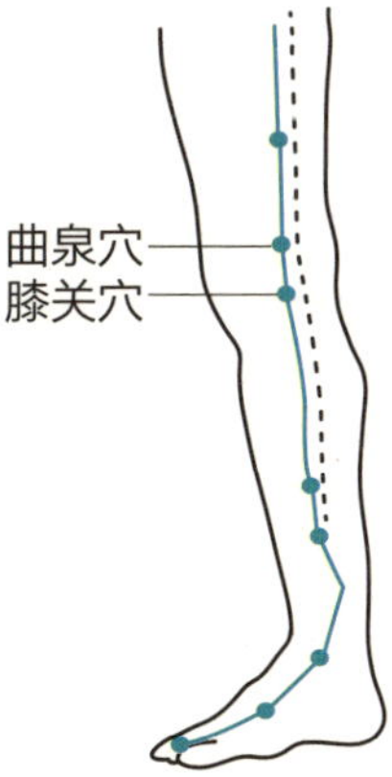

足厥阴肝经

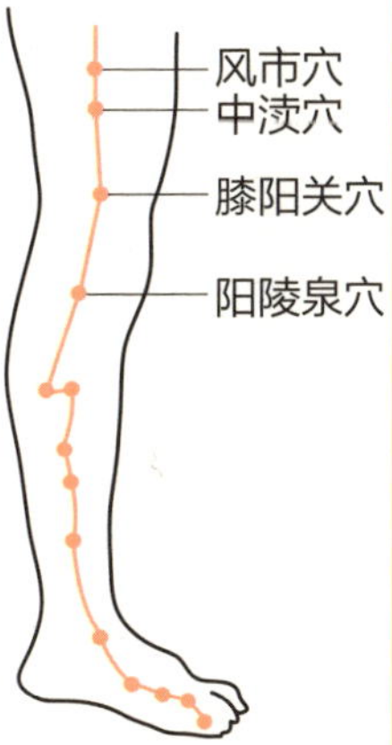

足少阳胆经

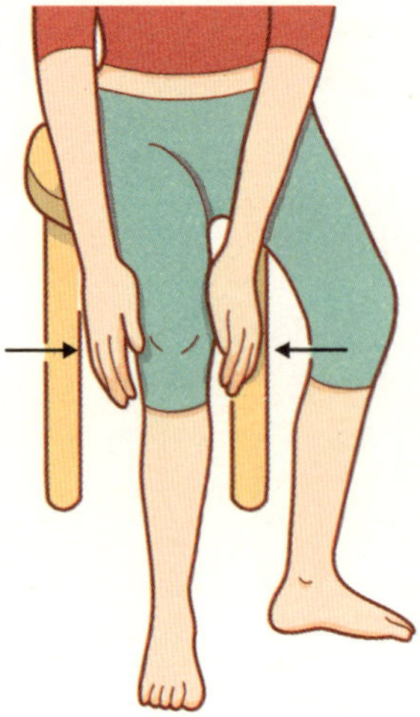

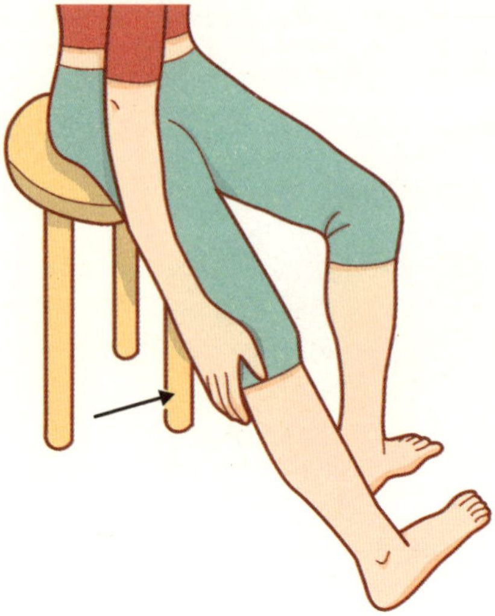

⑤ 续拍膝盖两侧，同时使用双手拍打，至少拍50下。

⑥ 最后再拍膝盖后面的腘窝，同样至少拍50下。

⑦ 换另一腿拍打，与前面阐述的拍法一致。

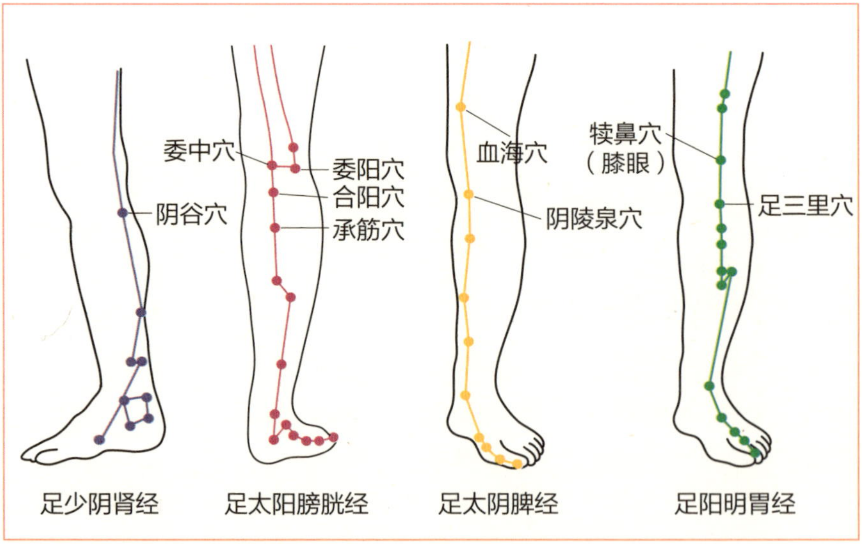

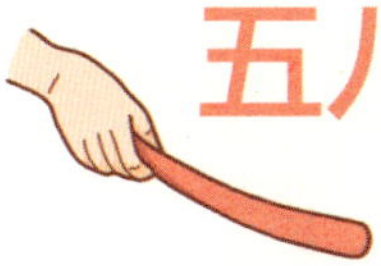

五八拍打法4——踝关节及脚部

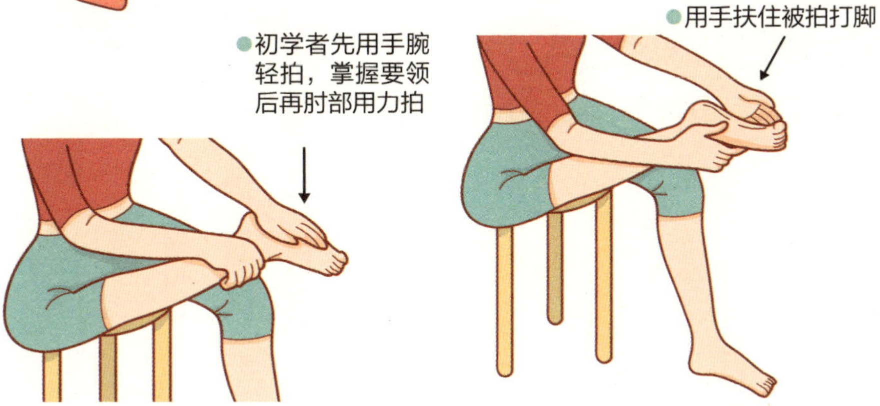

① 把被拍打脚放在另一侧大腿上，用一手扶住稳固。

② 先拍打踝关节内侧，再拍外侧，每侧至少拍50下，可用单手拍或双手同时拍。

③ 拍打脚背及脚底，同样每个部位至少50下。

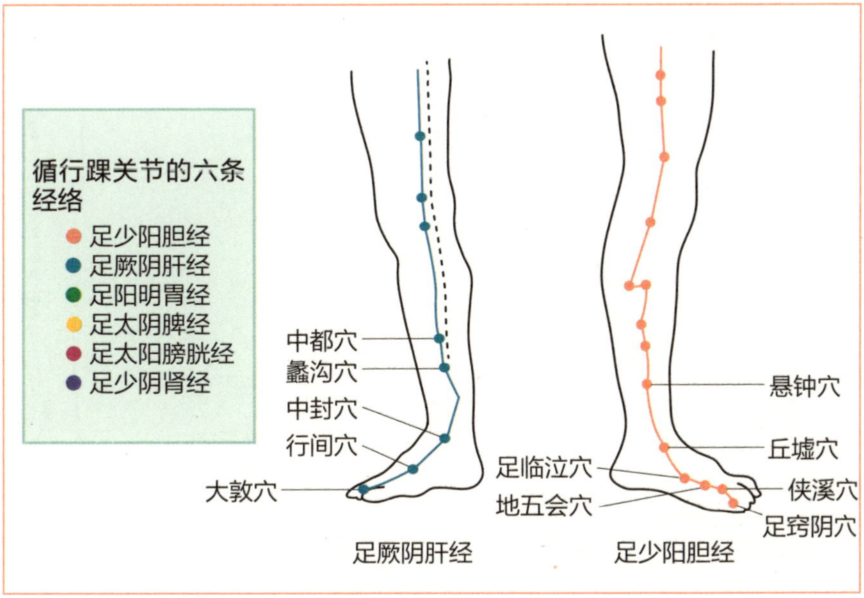

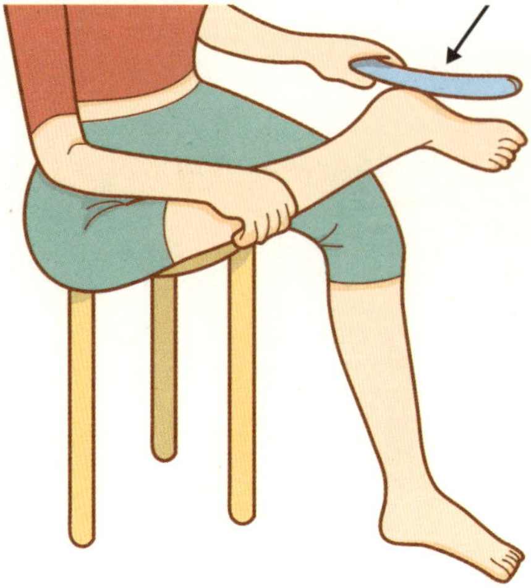

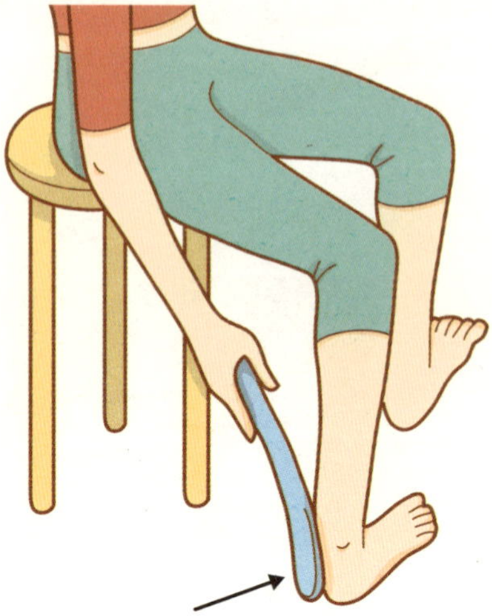

④ 拍打脚后跟等不便用力的部位时，可以使用拍打工具辅助。

⑤ 换另一脚拍打，与前面阐述的拍法一致。

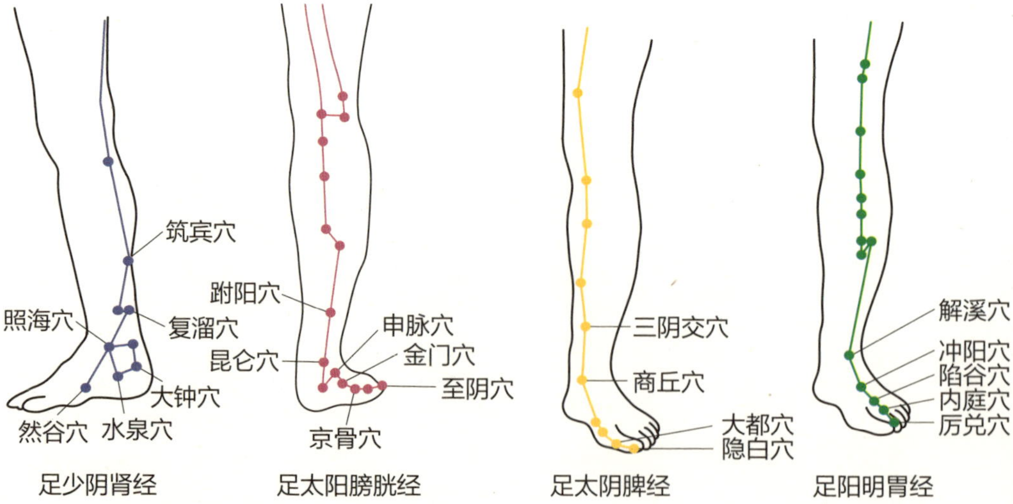

常见症状简易拍打法

鼻塞拍打法

这个拍打法专门调理鼻塞。拍打时，被拍者头部微仰；拍打者手握拳，四指关节平行于发际线，用指节面敲打涵盖发际线的部位。这样拍打，力度均匀。拍时稍微用力，如果位置正确，就有助于疏通鼻塞。

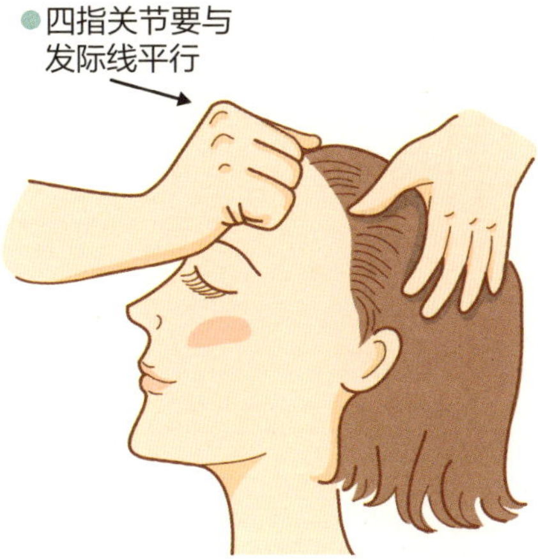

过敏性鼻炎拍打法

许多人都有过敏性鼻炎，通常这是因为肩膀部位的经络瘀滞之故。拍时可以用手或拍痧工具，采取垂直于肩或是平行于肩的方向拍打。对于过敏严重的人，只需要轻轻挥动手或拍痧棒进行拍打，被拍处就会出现肿痧。反复拍至不痛不出痧，过敏症状就会有所缓解。

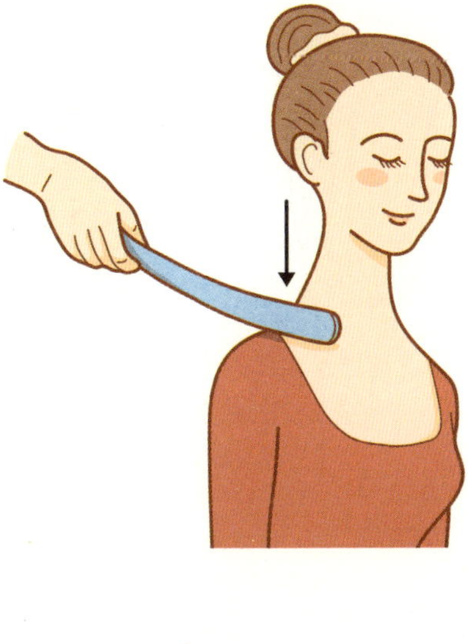

促进新陈代谢拍打法

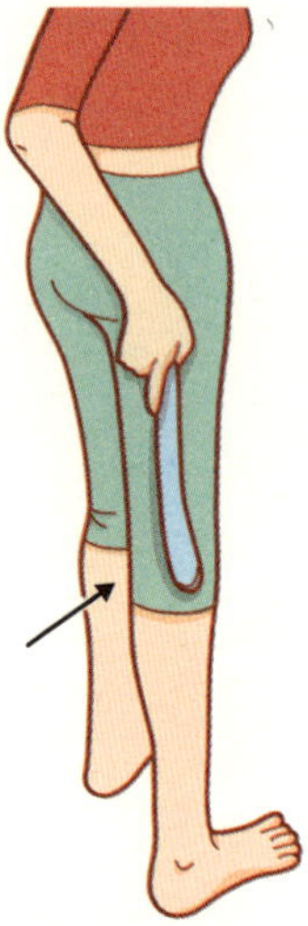

这个拍打法主要是拍打大腿后方的膀胱经，靠下的地方可以使用拍痧棒，靠上部位则可以考虑用两支拍痧掌叠起来拍。这样不费力，也不会太痛。膀胱经是身体的阳经，经常拍打有利于提振精神，促进新陈代谢。下半身肿胀的人拍打膀胱经会特别痛，但要持之以恒，坚持拍。

腰背酸痛拍打法

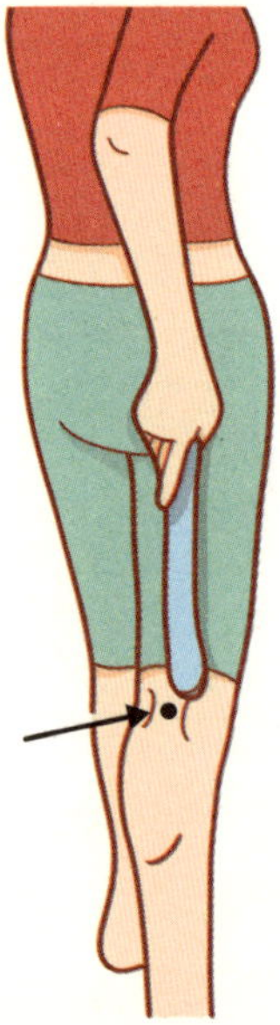

这个拍打法主要是拍打委中穴及其下方的小腿部位，对腰酸背痛、足跟痛等问题特别有效。因为部位偏下，特别适合用长形的拍痧棒或拍痧条辅助拍打。委中穴位于膝盖后方的腘窝中间，是膀胱经的要穴。由于藏在关节处，膀胱经的湿热气容易在此积聚而残留，因此拍打委中穴很容易出痧。

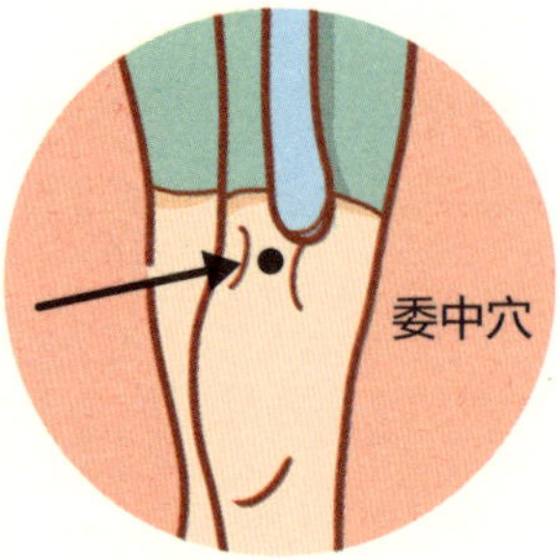

消除胃胀拍打法

胃的常见问题不外乎胃酸过多、消化不良、胃胀等，而所有与胃相关的问题都可以从拍打足三里穴开始。足三里穴是两大消气穴位之一，消的就是胃胀气（另一个是脚背上的太冲穴，消的是怒气）。足三里穴是足阳明胃经的要穴，位置不难定位，以左腿为例：先用左手拇指、食指掐住膝盖两侧的膝眼，右手四指并拢，贴于左手拇食二指下方，小指的外下方处即足三里穴。拍打法的好处之一就是，认穴不用很精准，位置差不多就可以了。

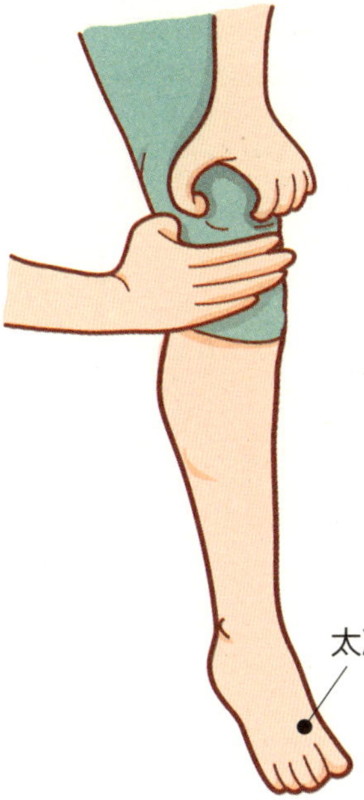

足三里穴的取穴

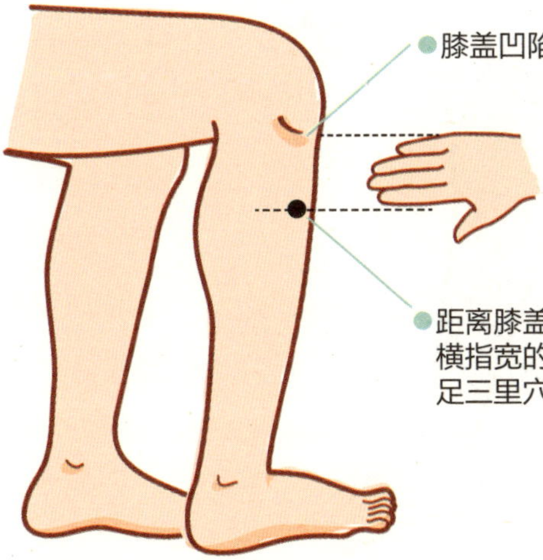

手脚冰冷、掉发拍打法

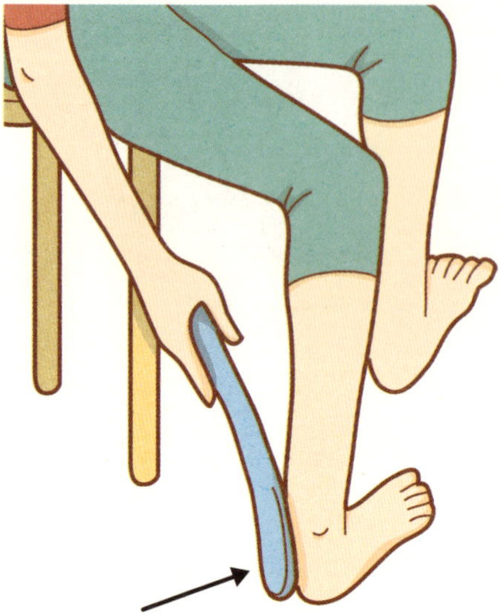

脚后跟内侧有肾经通过，在内踝尖的四周都是足少阴肾经的要穴，比如肾经的原穴太溪穴，用于调理肾脏相关疾病、喉咙肿痛、手脚冰凉、精力不足、手脚无力及掉发等问题。这个部位也是足部全息反射的生殖系统反射区，还可以调理子宫的相关问题。

女性生理毛病拍打法

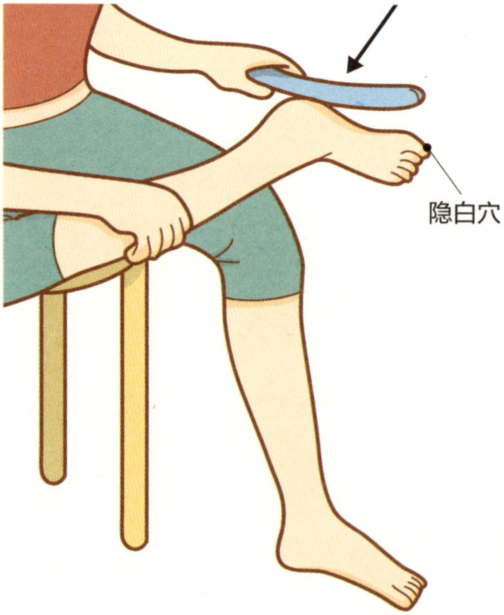

这个姿势可以拍打到足内侧面，包括后方的肾经重要穴位，以及前方脾经重要穴位。比如公孙穴是八脉交会穴之一，常和内关穴共同调理心、胸、胃方面的毛病；而隐白穴则是调理女性生理问题的要穴。

心脏相关问题拍打法

主要拍手肘部位及内关穴（位于手腕内侧），手臂内侧有心经及心包经循行，如果能把手臂内侧（含腋下）全部拍完，效果更好。

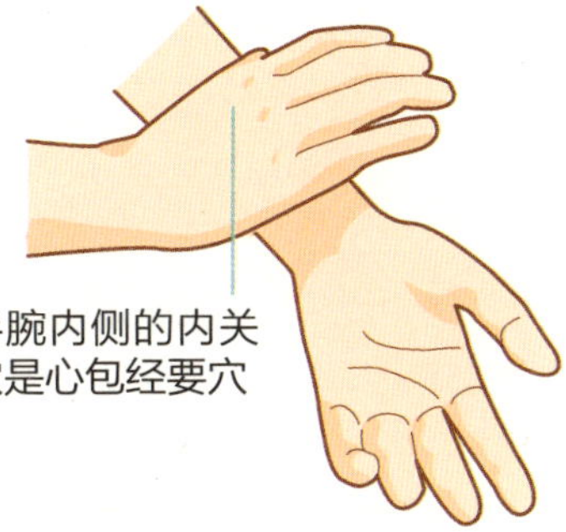

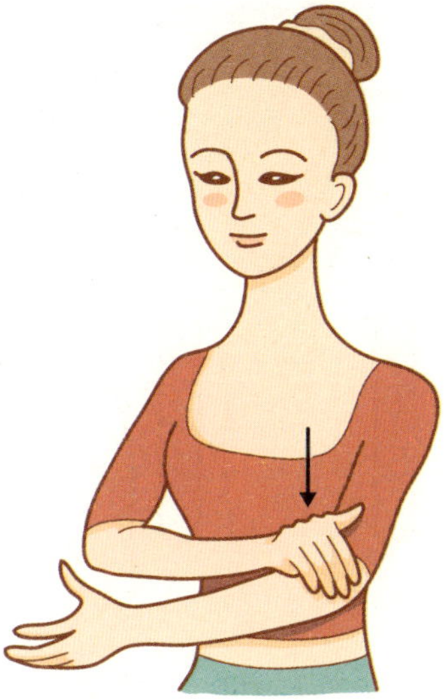

眼睛酸涩（用眼过度）拍打法

起床前或睡觉前，可用指节轻拍（或轻敲）眼眶四周。有空时，可以彻底拍拍腿内侧的肝经，因为“肝开窍于目”，肝脏的精气通于目窍，视力的强弱和肝经有直接关系。拍打肝经对视力减退、眼睛干涩及消除黑眼圈都有帮助。

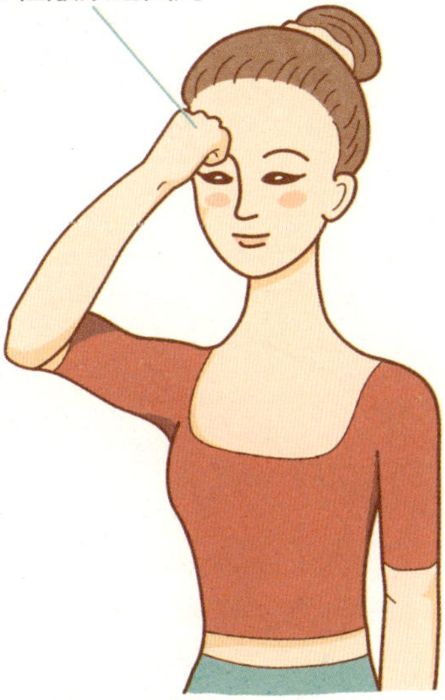

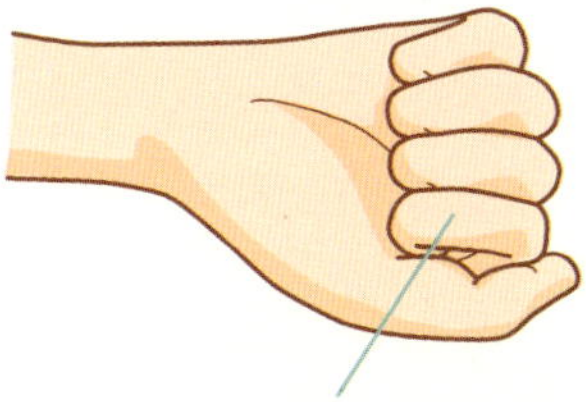

青春痘（痤疮）拍打法

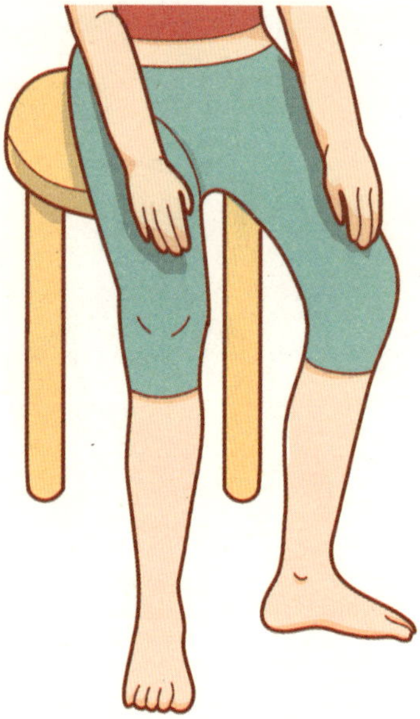

脸上冒痘痘主要是脾胃失调所致，要拍大腿正面（有脾经及胃经循行）。此外，也要调整饮食，少吃冰冷的食物，以免刺激脾胃导致脾胃失调，引起体内毒素堆积。

落枕拍打法

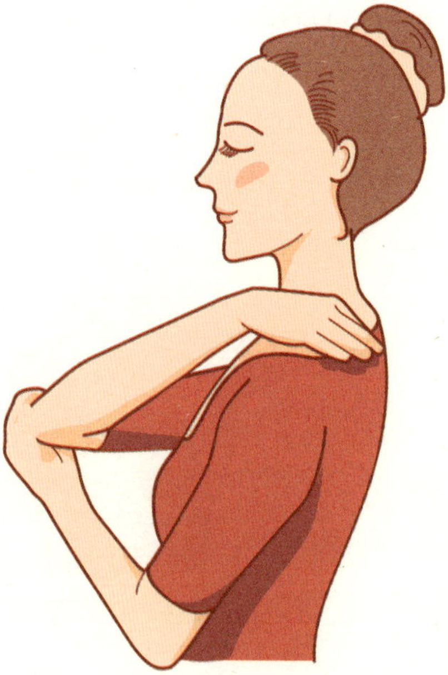

落枕又称急性颈椎软组织损伤，主要是颈肩部肌肉僵硬加上夜间睡眠姿势不良造成的。落枕时可拍脖子转弯处，用手掌或软质拍痧棒拍打。需要注意的是，拍时必须小心，不可伤到颈椎。

偏头痛拍打法

涵盖范围从太阳穴到耳后整个部位，出现头疼都属偏头痛，可拍胆经的风市穴，通常会出一块巴掌大小的肿痧。风市穴在大腿外侧中间部位，使用两支拍痧掌合体拍打比较省力。

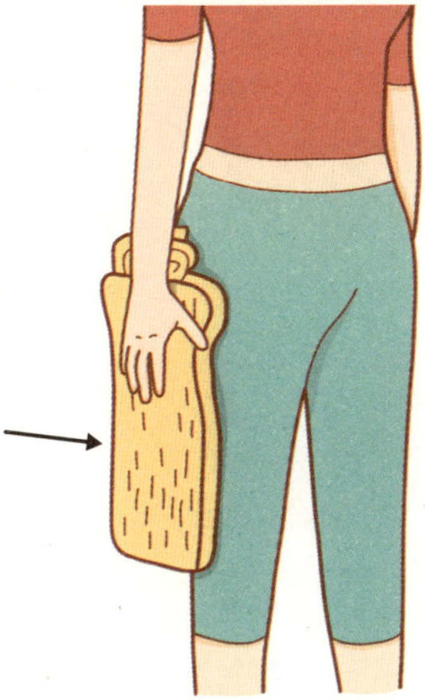

肩周炎拍打法

这是标准的寒凝血瘀症，用拍打法最直接有效。严重到手完全举不起来的人主要拍打手的背面，由下往上依次是手掌背、小臂、上臂、肩关节四周。举起手时略感疼痛的人主要拍打肩关节四周（含腋下）。

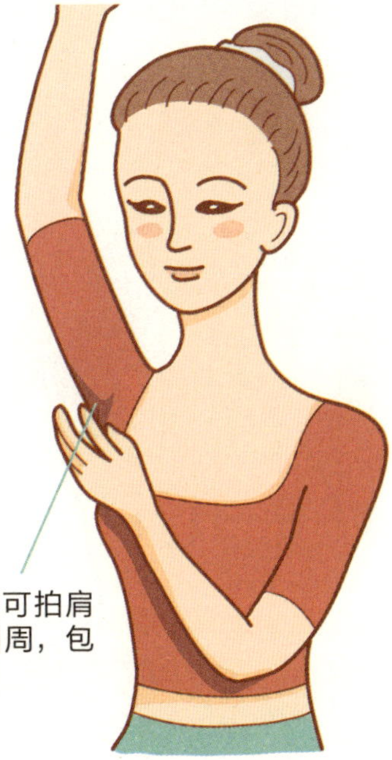

高血压拍打法

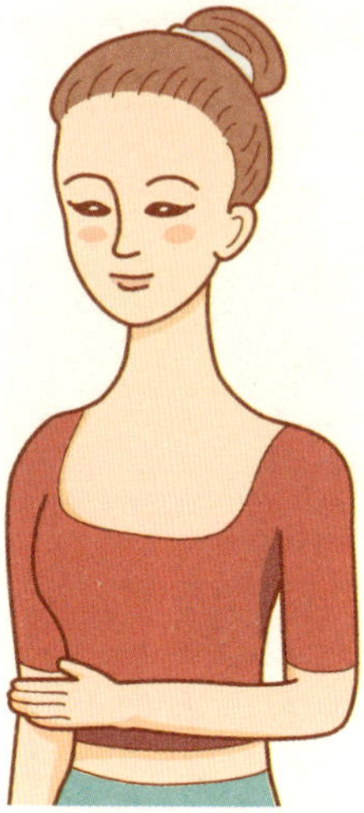

临时血压升高，可拍打或按揉大肠经的曲池穴（位于手肘）。平时血压高则以拉筋为主，配合拍打主要的8个关节部位（参考五八拍打法，见第52~58页），加强双脚（尤其是脚掌部位）的拍打。

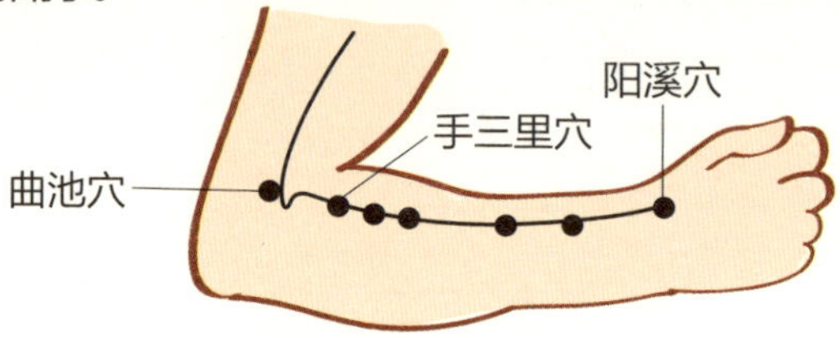

● 血压突然骤升，拍打曲池穴来放松神经系统，可有效降血压

急性腹泻拍打法

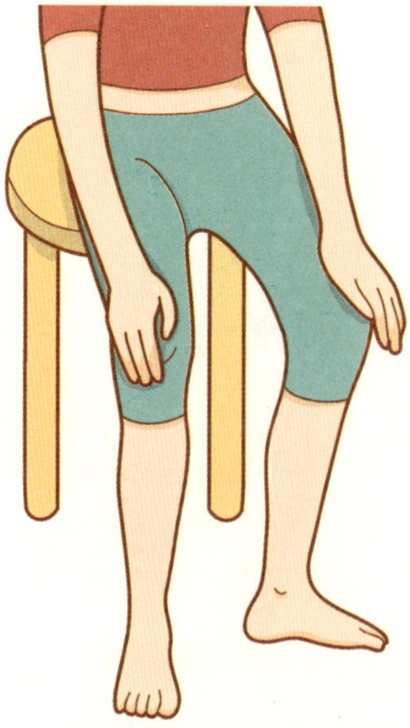

拍打大腿靠膝盖上方的位置。这里有足阳明胃经的梁丘穴，该穴用于调治胃痛、胃痉挛、恶心、腹泻、急性肠胃炎、胃酸过多等。

腕管综合征拍打法

拍打腕关节可缓解症状。腕管综合征是因为神经受到压迫所致，通常多发于使用手腕过多的人，症状是持续性的手指麻木及疼痛，严重时麻木及疼痛会辐射至手肘，甚至肩膀。

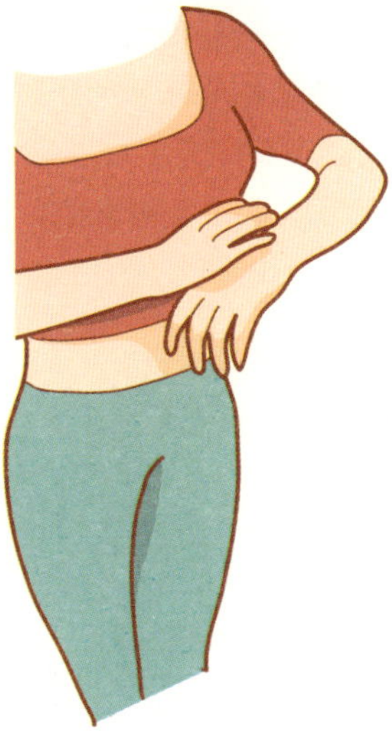

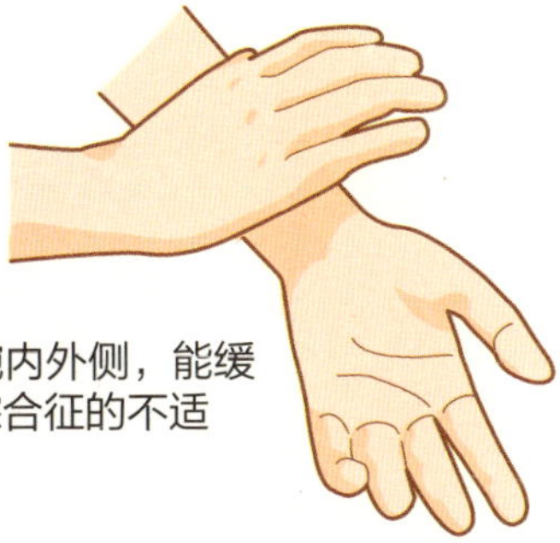

拍打手腕内外侧，能缓解腕管综合征的不适

发热拍打法

发热时，轻拍大椎穴及手肘可缓解。大椎穴在第七颈椎棘突下凹陷处（低头时，后颈部最高点的下面），是退热的常用穴，轻拍此处，对调治发热效果很好。手肘处的曲池穴，也是清热的特效穴。

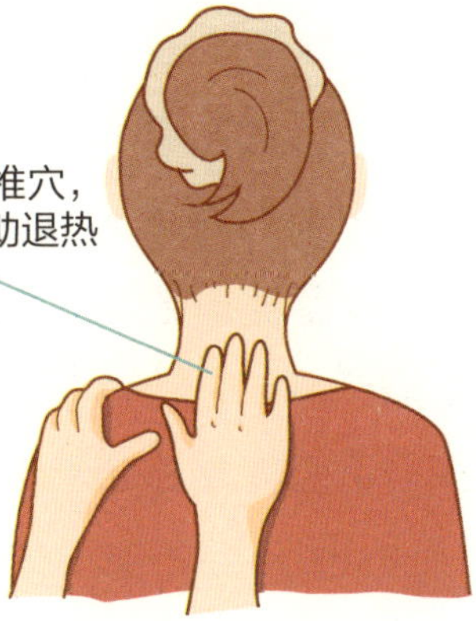

轻拍大椎穴，可以帮助退热

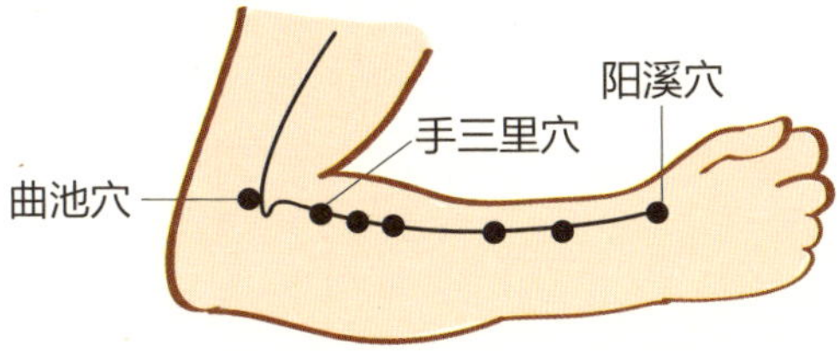

手脚冰凉拍打法

后颈的大椎穴不仅用于调理发热、感冒，还是一个驱逐体内寒气的暖身穴位。冬天手脚冰凉，穿再多也觉得冷的人就是因为体质虚寒，此时拍打大椎穴，有利于全身气血通畅。更方便的做法是，用吹风机的热风吹大椎穴或脚底的涌泉穴，都有利于缓解症状。

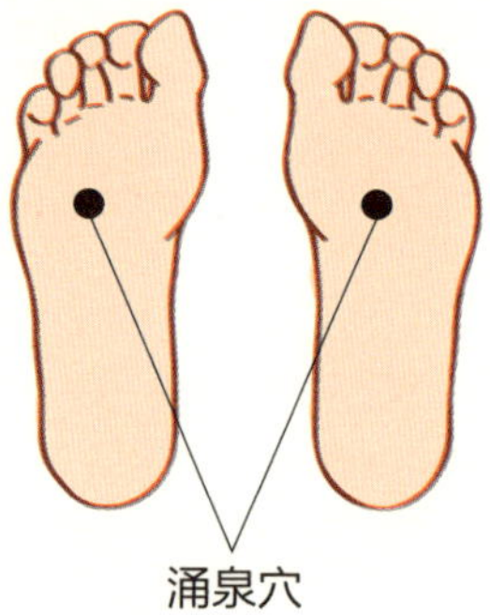

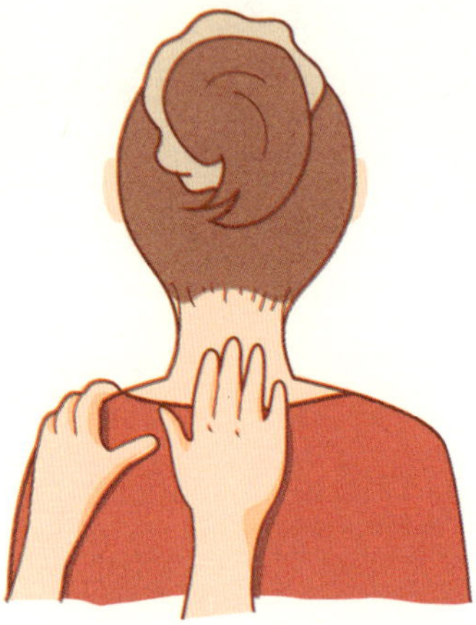

拍打大椎穴、涌泉穴都有助于缓解手脚冰冷

一般妇科疾病拍打法

两支拍痧掌合用，拍尾椎上方的八髎穴。有空时，整个腹腔都拍。腹腔前方（涵盖腹股沟）用一支拍痧掌拍；身体后方肉多，用两支拍痧掌合用拍（见右图示）。一般人很难有足够力气将力度贯入，所以建议采用两支拍痧掌合体，虽然没有用手掌拍舒服，但很省力。

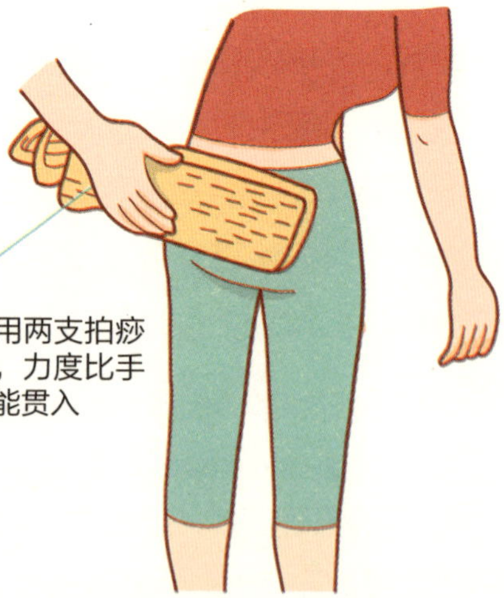

后面用两支拍痧掌拍，力度比手掌更能贯入

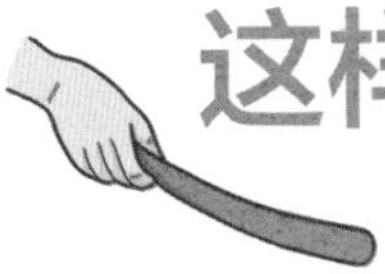

这样做，拍打其实很安全

1 不要天天长时间重拍

拍打非常消耗能量，每天都大力拍打，容易出现体虚现象。有些体质好的人开始时可以承受每天大力、长时间的拍打，但往往这样拍一段时间后，身体反而变得虚弱。

2 不要大范围拍

如果天天拍，就要轻拍，并选几个重要部位拍，比如肘关节、足三里穴等，而且拍的时间不宜过长。

3 用巧劲而不用蛮力拍

灵活使用关节来施力，不费力，而且效率高。很多人一直说拍不出痧，多半是因为没有掌握拍打的诀窍。

4 老人、体弱者、重病者及儿童要轻拍

帮老人、小孩或重病患者拍打时，力度不要过重，可以边拍边聊天（这里强调是以拍打为主，顺便聊天），通过语言、触摸方式联络感情或给予慰藉。这种“肤慰”是很好的安抚方式。

5 拍打后视情况喝姜枣茶

拍打后补充水分很重要，有利于防止晕眩疲劳，能活化身体的新陈代谢。拍打后喝姜枣茶，有温中散寒、止呕、回阳通脉、补血活血、燥湿消炎等功效。如果身体比较虚弱，又拍出许多痧，应拍一阵休息一下，喝喝姜枣茶再继续拍。

什么情况不宜拍打

- 怀孕的妇女，因个人身体状况不同，动作幅度稍微大一点有些人就会流产，保险起见，应避免拍打。
- 刚受外伤时不宜直接拍打患处，应等患处基本愈合后再拍打。
- 严重传染性疾病患者，在没有适当防护的情况下不宜拍打。
- 身体状况过于虚弱者，不要立刻进行拍打，应该先调理身体，待身体状况有所恢复后再拍打。
- 被拍者不接受这种方法时，应尊重其个人意愿，避免强行拍打，否则好心可能变成了恶意。
- 自己懒得拍，总希望别人帮他拍的人，不适宜拍打。

拍打前要注意什么

- 至少对拍打法有个大概了解，知道拍打过程中可能会发生的意外与处理方式。
- 穿合适的服装，团体拍打时应着宽松或有弹性的衣裤，避免过于裸露或过于紧绷。
- 参加团体拍打时要自备水杯、擦汗毛巾、拍痧工具等个人用品。
- 不可带着“吃特效药”的心态拍打，贪功求快会欲速则不达。
- 尽量不要太晚拍，晚上是身体休息的时间，太晚拍容易睡不着。
- 若怕吵到邻居，应采用声音较小的拍打法，例如隔着衣服拍、用工具拍或握拳敲等。

拍打中要注意什么

- 避免直接受风。

- 若开空调，应避免温度过低。
- 追着痧拍可能很有成就感，但容易产生“气冲病灶”的问题。如果还没有学会如何处理气冲病灶，最好一次只选一个部位拍，并尽量拍透。

拍打后要注意什么

- 拍打时毛孔处于张开的状态，拍打完后不要立即洗澡、吹风，否则容易伤及身体，要等不出汗了再洗浴。
- 若出痧多应适当补充姜枣茶。喝姜枣茶容易上火的人，可以一口一口慢慢喝，拉长间隔时间，让身体有足够的时间适应姜枣茶的热性。随着经络越来越畅通，喝姜枣茶上火的情况会逐渐减轻乃至消失。
- 拍打频率高的人，如果没有特别原因不用每次都喝姜枣茶，以免身体对此产生依赖性，反而减弱自身的调节能力。
- 若是拍打时间在晚上而产生不易入睡的问题，轻拍或轻敲整个头部，可以有效改善睡眠品质。这也适用于失眠。

拍打注意事项

- 避免用硬物拍或敲。用硬物拍或敲并不是完全不可以，但在力度无法适当控制时，以硬物碰触骨头容易伤及骨头。
- 从8个关节（通用部位，参见五八拍打法，第52~58页）开始拍，先将容易拍又具关键作用的通用部位拍通，痛感就会降低，也能避免许多不必要的意外状况。
- 拍打过程中若有任何不适，都可以拍内关穴或手肘。
- 许多人在拍打中或拍完后会感到晕眩，这是因为拍打疏通之后，气往头部冲。此时只要轻轻拍头部，拍到不晕就可以了。
- 拍打最大的问题就是声音，所以拍打场地要有良好的隔音效果，这样才不会干扰到四周邻居。当然，通风也要良好，不要闷在房间里，也不要在有过堂风的地方，这两种情况都对身体不好。

- 如果没有特别原因，用餐前后不要拍，会影响消化；半夜不要拍，会吵到周围的邻居。

出痧情况与体质有关

拍打出痧的时间及情况，视个人体质、健康情况、拍打部位不同而有多种形态。痧色有红色、紫红色、青色、紫黑色、黑色等多种。一般说来，病重痧就重，出痧就多，甚至严重者会拍出深色硬包块。健康状况较佳者，退痧较快，正常来说，一两周的时间皮肤就能恢复到原来的肤色。

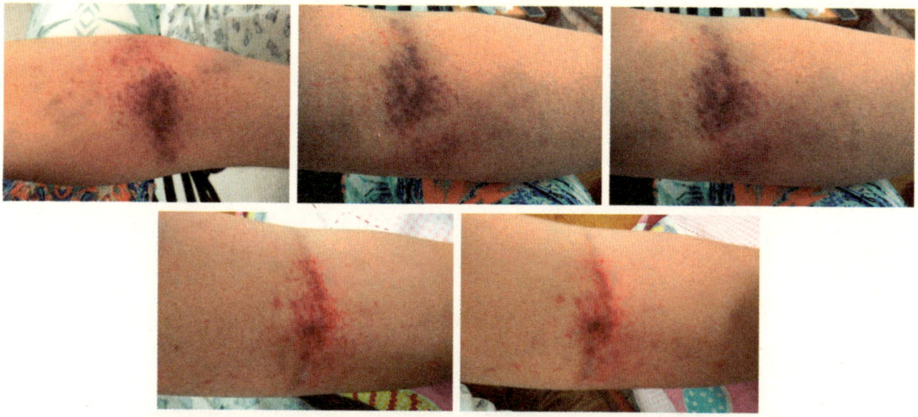

这是从出痧到退痧的过程，痧色慢慢变浅，范围缩小

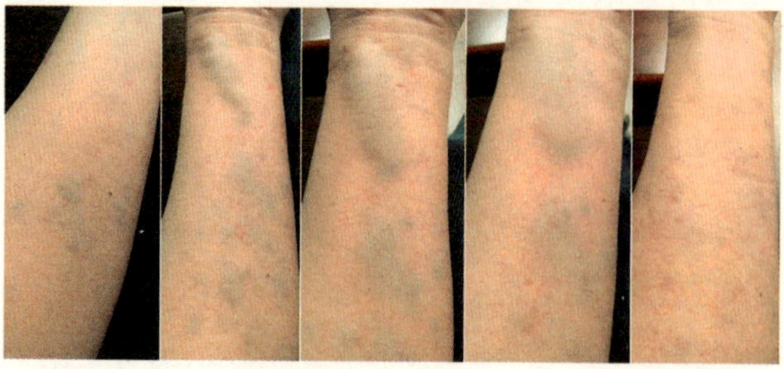

拍打后，经络汇集的手腕内侧明显浮肿，由左至右是从出痧到退痧的完整过程

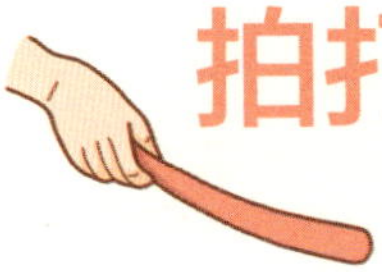

拍打辅助工具

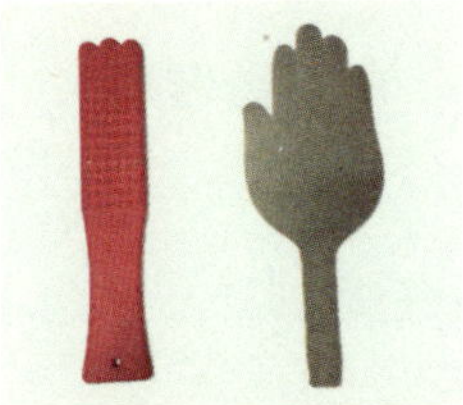

●小拍痧板与拍痧手

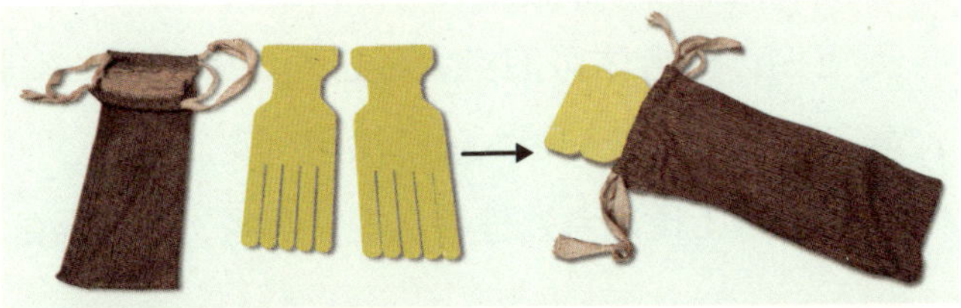

●将两支拍子重叠放入可收口的布袋中，可增加拍打效果并避免拍板断裂

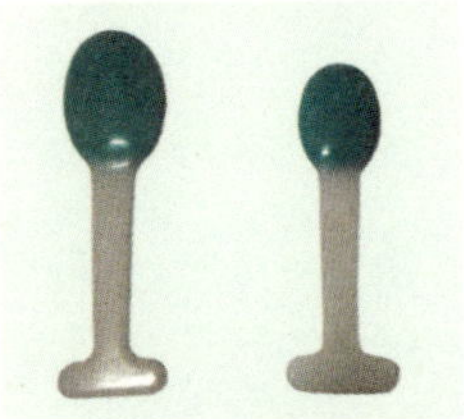

●拍痧大掌与拍痧小掌

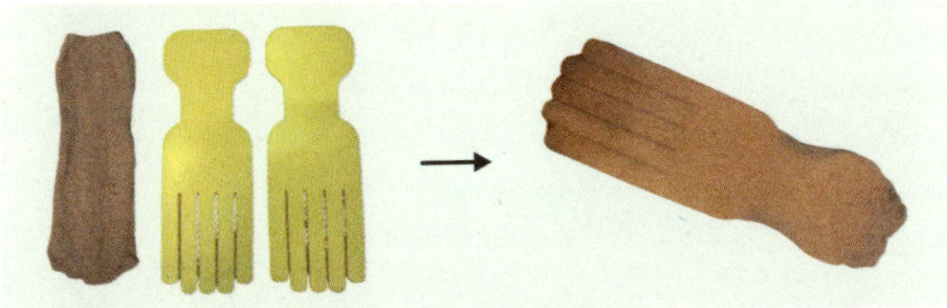

●用两支拍子合体拍打，力度能更好贯入

合适的拍打工具可以提高效率，虽有多种拍打工具可选择，但还是要强调，自己的手是最好用的拍打工具。根据经验，用相同的力量拍，用手拍是最透的。以下是关于拍打工具的使用建议。

- 适合在一开始、手力还不够大时使用；重拍只适合用在肌肉较丰厚的部位。
- 适合大面积拍打时使用。
- 拍打带脉时要轻，用一支拍子最适合。
- 拍打臀部时，用两支拍子合体（可套入适合的袋子）使用。
- 骨头多的部位，要避免硬碰硬，用一支拍痧板或较软的工具。
- 腹股沟，适合用拍痧大掌；牙龈肿痛，适合用拍痧小掌。

- 拍打锁骨等细小部位可以考虑采用小棍敲打，小棍要有点弹性，棍子的敲打端包上牛皮纸或软布等，蘸活血的药水。
- 平坦的小部位，如虎口、脸颊，可用细长型的小拍痧板。
- 质软细长的充气型拍痧棒可拍打手肘等细长区域。
- 两支拍痧板合体可拍打大腿正面、外侧面、肩胛部、背部脊椎及背部两侧，但被拍者太瘦的话用一支。
- 软质拍痧工具适合处理骨头相关问题，例如强直性脊柱炎。

Part 3

防治篇

常见不适与疾病拍打法

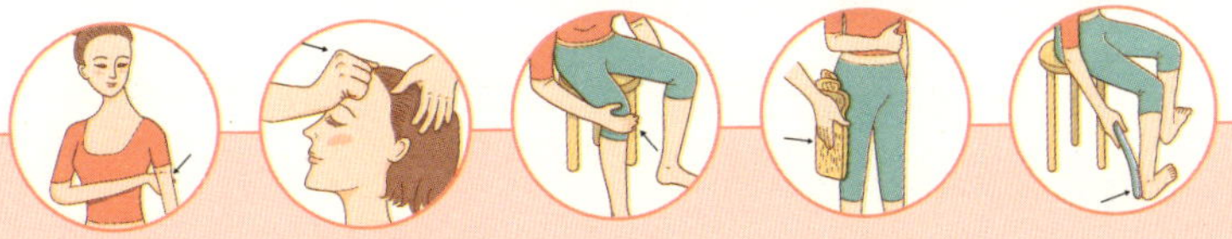

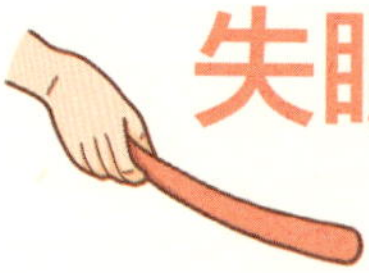

失眠

其实凡病皆为身心疲劳综合征，只是偏生理或偏心理的差异而已。以失眠来说，原因不外乎是由于精神上的压力过大引起的反应，心里有事，脑子转不停。此外，在强力拍打之后，头脑过度活跃，思绪停不下来，还会因为拍打感到疼痛而导致失眠。

失眠的拍打法：

- 轻轻拍打或敲打头部（失眠的拍打法）。时时做重点部位的五八拍打法或是全身拍打，进行全面调理。
- 引气下行，比如光脚踩地、拍脚掌等。
- 用手心按摩脚心，这是代代相传的养生法，让心（包）经过多的能量传送到肾经。
- 看轻松好笑的视频，精神放松后自然一夜好梦。

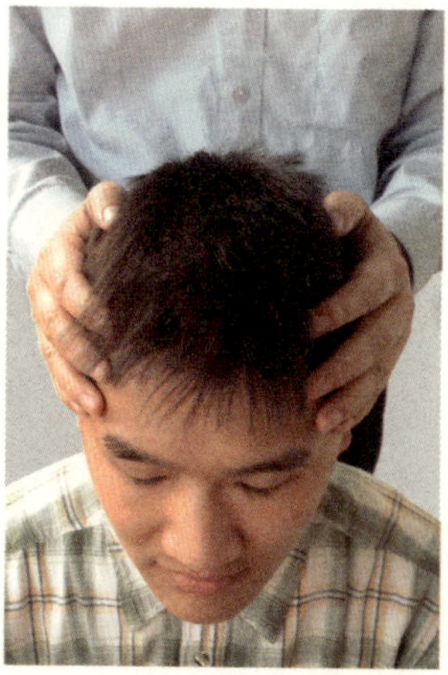

头部两侧为胆经循行路线，轻拍200~300下

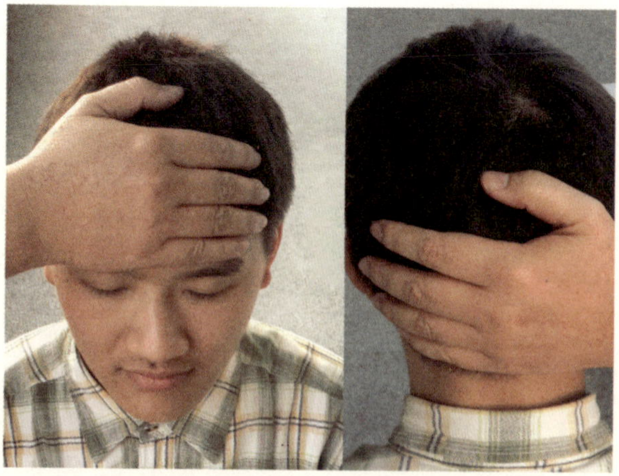

前后拍，前方手放在额头上，这里有全身反射区，后方手放在枕骨交界处

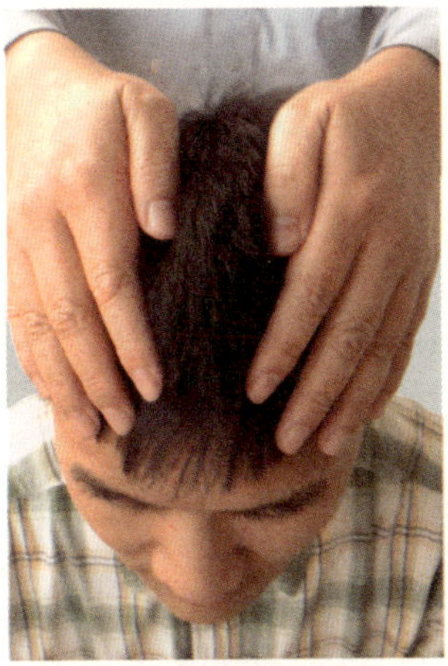

●此处是膀胱经的循行路线，若时间有限的话，此步骤可以省略

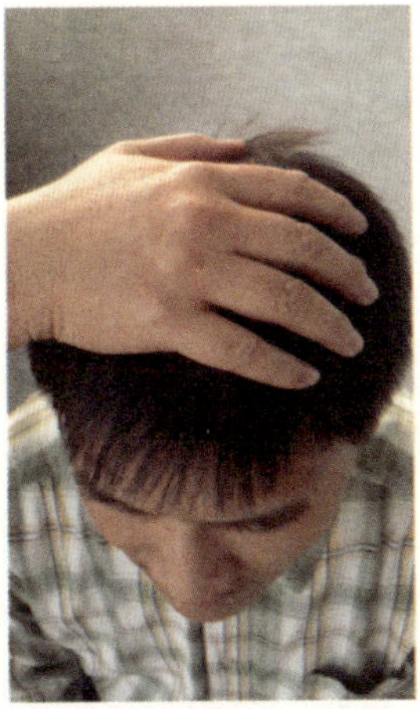

●拍头顶百会穴。帮他人拍时，可依头形不同站在对方正面、侧面或后方拍打

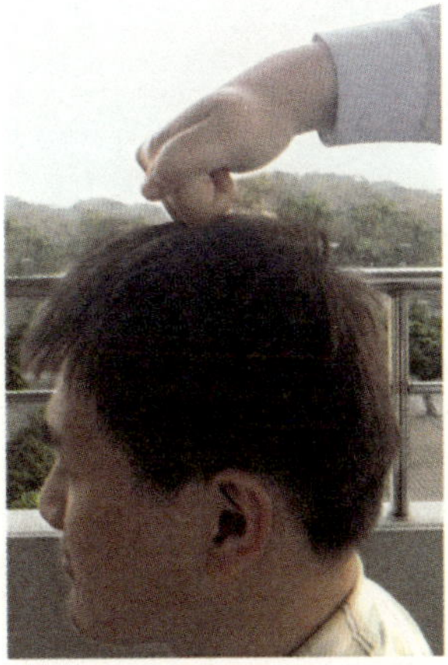

●握拳，用指关节轻敲头部的各部位，会感觉非常舒服

失眠的拍打法

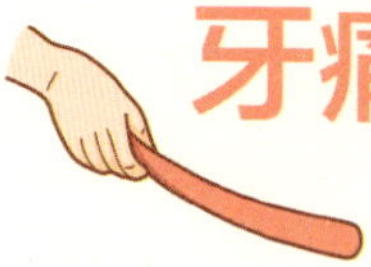

牙痛

一说到牙齿，我有很多痛苦的回忆。俗话说“牙痛不是病，痛起来要人命”，我对此深有体会。我从小就身体虚弱，大大小小的病不断，那时流行用“四环素”治感冒，据说非常有效，但是后遗症就是牙齿变黄，而且容易龋齿。小学、中学时，遇到医术和医德都不好的牙医，多年后才发现，有颗牙的牙套里竟然塞着棉花。因为时间过久而腐烂，导致那颗牙的牙龈整个都溃烂了，就算想花钱种个假牙都没办法。

到了大学时，满口牙分成三大派：退休、重伤或轻伤，治疗不知多少次。那时候，所谓治疗就是将牙神经杀死，这样就不会牙痛了——直接关掉警报器。有一阵子几乎是满口的牙套，为了装牙套，又要将旁边牙齿的保护层牙釉质磨掉，这又进一步加速了牙齿的毁灭。

现在的补牙技术比起以前好太多了，至少不那么痛了。但无论是金属牙套、塑料填充物，都有一定的寿命，必须每隔一段时间就更换、填补。最惨的是，到后来都会发现已经损坏到不能修补了，牙龈肿痛、牙周病等如影随形。

我学了拍打法之后，无意中发现，拍打合谷穴止牙痛，直接拍打痛处更止痛，可以用掌拍，也可以握拳用指节敲（见下页牙痛拍打法握拳手形）。基本上只要拍（敲）一次就会有所缓解了，多拍几次则可以让血液循环保持顺畅。

前面提过，牙痛对我而言是无可磨灭的痛苦。因为牙齿问题，我记不清进出牙医诊所多少回了。牙龈肿痛、牙龈出血或牙齿松动这些状况，更是经常出现。在学了自愈法后，我知道了要在合谷穴按压止牙痛，自己试过，也让朋友试过几次，效果都不错。有一回可能是牙

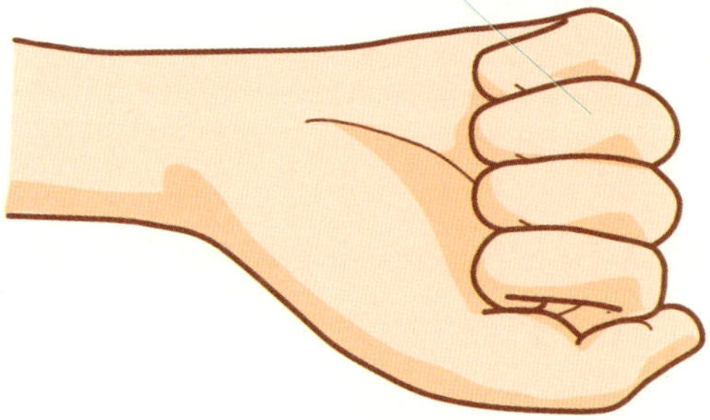

牙痛拍打法握拳手形

龈肿得太厉害了，牙龈外侧先长出了肿包，接着化脓，然后牙龈内侧又长了一个肿包，按揉合谷穴没有起到任何作用。

下面是我自行处理那次牙痛的过程。

1. 按揉合谷穴，没有用。

2. 尝试用掌拍，拍自己脸部数百下（适当力度），牙痛缓解了，但肿包还在，而且没有丝毫消肿的迹象，如此拍了几次也不消肿。

3. 握拳，用指节敲拍牙龈，牙痛似乎缓解一些，但可能因为姿势不对，感觉有点累，效果很差。

4. 最后想起拍痧小掌，拿出来对着肿包敲了敲，肿包居然瘪下去了。第二天肿包又恢复，大约是原来的一半大小，我又用小掌敲，又瘪下去了。如此反复一个星期后，肿包消失了。最神奇的是，原来已经松动的那颗蛀牙，又重新稳固了。

这段经历给我的心得是：牙齿问题可能是源自气血循环不良，只要用适当的方法疏通，问题自然消失。当然，已经坏掉的牙齿是不可能再生、恢复原貌的。

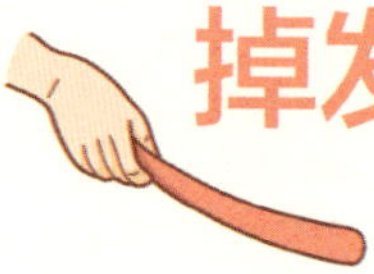

掉发、秃头

如果把头皮比成地皮，那么头发就是地上生长的植物，植物需要浇水灌溉，头发也需要肾气（肾属水）的浇灌。如果地面缺水，植物就会有树叶凋零（容易掉发），久而久之就沙漠化（秃头）。要改善这种情况，当然就要从根本做起——充分供应植物（头发）生长所需的水（肾气）。补肾气，对改善头发干枯及掉发状况有很大帮助，贴墙功、扭腰功、闭眼金鸡独立或光脚踩温暖的地面，都有助于提升肾气。

另外，灌溉管道（头皮微血管）也要畅通，这部分可以通过拍打头部（一天三次，略施一点力度），或每天用按摩梳子梳头（比如梳300下）来改善。至于白头发的问题，可以考虑加点营养剂（例如吃黑芝麻）。

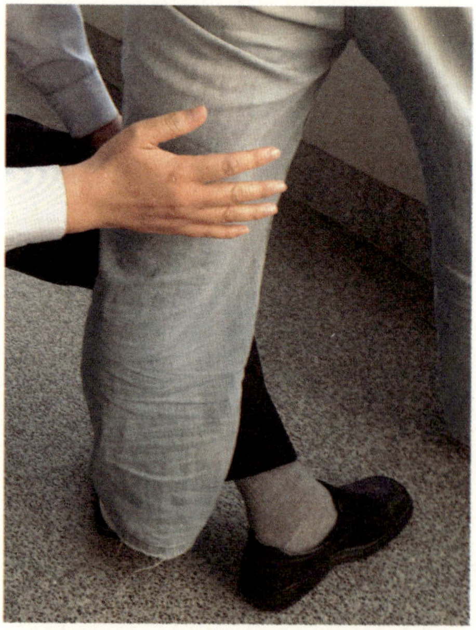

●请注意，拍者与被拍者的角度要略小于90度，这样才能同时拍到膀胱经与肾经

掉发、秃头的拍打法

还有，就是关于如何拍打肾经的问题了。最好的方法是互拍。被拍者面朝墙壁站立，脚一前一后，尽量放轻松。拍者和被拍者的角度略小于90度（掉发、秃头的拍打法）。

根据经验，被拍时会疼到不想说话，这得用多大的力度啊？其实，只要位置摆对了，拍者轻轻一挥手，被拍者就会感受到如霹雳雷霆般的力度。

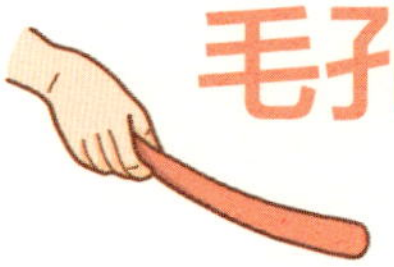

毛孔问题

孔最穴是肺经上的要穴，专管鼻孔、毛孔等各种身体的“孔”，尤其对毛孔管用。对于毛孔不开（不能排汗）、不闭（大汗淋漓）等不正常的状况，拍打孔最穴有很好的调节作用。以下分别就毛孔不开和毛孔不闭各举一例说明。

毛孔不开：有一次同事中暑，整个上午都不舒服，我帮他拍打孔最穴后，他开始出汗，过了一会儿，中暑的症状得到了缓解。不过，中暑的症状虽然得到缓解，但病因还在，不可能完全消除，平时自己多锻炼才能长期有效。

毛孔不闭：有个人全身汗如雨下，他说自己一向都爱出汗，经常大汗不止。我先帮他拍左手的孔最穴，接着，我再帮他拍右手的孔最穴，结果慢慢情况得到了缓解。当然，如前述所言，症状虽有所缓解，但病因还在，还是要靠平时自拍、锻炼消除症状。

世间万物，停滞一处就会出毛病，血不流动名为“血瘀”，气不流动称为“气滞”。气不滞、血不瘀，身体就健康。

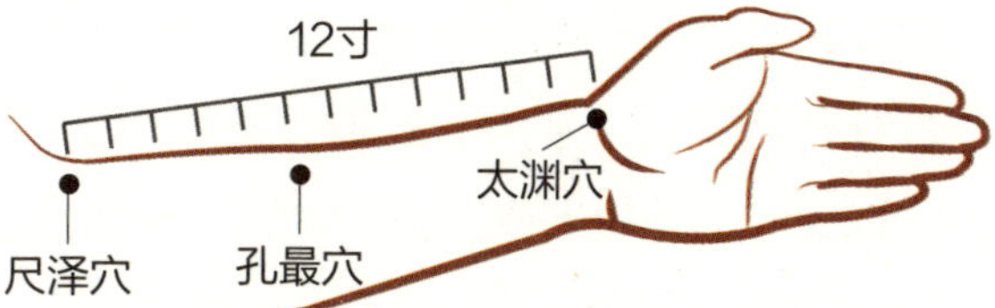

●孔最穴位置：将手腕横纹处视为0，由腕至肘分成12等分，孔最穴就位于7/12之处

孔最穴取穴法

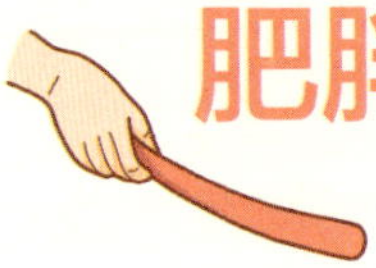

肥胖纹

肥胖纹是身体有些部位出现的不规则条状纹路，很多人认为肥胖纹是因为肥胖而产生的，其实是由于骨骼和肌肉或脂肪的体积增加过快，超过皮肤延长的速度，真皮弹力纤维被拉断而形成的。通常可能出现在身体的这些部位。

1. 肩膀附近。
2. 膝盖附近。
3. 通常靠近血海穴。
4. 臀部附近。
5. 腹部。

看到一条条纹路就应该想到，这些地方可能已经积了很多痧，而且不适症状通常很明显，但很少人会想到这些症状和那些肥胖纹有关，只是觉得肥胖纹难看而已。血海穴附近的肥胖纹直接拍，通常会出现一条一条的索状痧。

另外，肚子其实可以拍，诀窍是轻拍，且拍的时间长一点。用手拍力量会太集中，用一支拍子拍比较适合。这个部位只有自己拍才知道下手分寸，这样腹部的痧就能够逐渐排出，耐心地把这些痧拍掉，身体的健康状况会改善很多。总之，肥胖纹的拍打原则就是，哪里有肥胖纹就拍哪里。但要注意力度大小，比较脆弱的部位（比如器官多的腹部）要轻拍，而肉多的臀部就可拍重一些。

这是学手法有趣的地方，也是比较难以掌握之处，只能靠自己多听、多看、多想、多实践，时间长了自然会形成自己的“解题思路”。

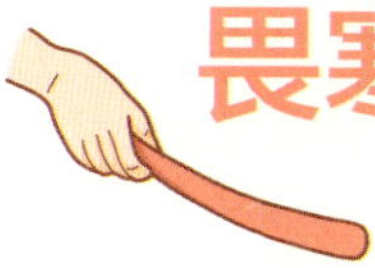

畏寒及手脚冰凉

我从小就非常怕冷，冬天即使全身裹得像粽子，还是冷得直发抖。上大学时，冬天只有洗热水澡的那十几分钟手脚才是热的，其余时间都是手脚冰凉，可见气血循环非常差。记得有一回大寒流来袭，气温下降到5℃左右，我拧开水龙头要洗手，却发现，双手感觉的水温竟然是“温热的”。由此可知，当时我的手有多冷。

一天，我去医院探视车祸受伤的朋友，结果在加护病房外面昏迷了好一阵子，醒后身体状况又加速变差了。最明显的症状就是盗汗、心跳过速、心律不齐，整天都有气无力，严重时气若游丝，讲话大概只有自己听得见。5年后，更是一点风都吹不得。记得有一次坐在床边陪90多岁的老父亲聊天，当时开了一台小小的电风扇，用最小的风速吹，父亲都没说什么，我却受不了了。这种情况直到第二年5月发生严重肝病后，因为学了拉筋拍打法，之后每年冬天都不需要再穿棉衣棉裤了。洗澡后用吹风机吹涌泉穴、大椎穴，晚上睡觉就会感觉很暖和，偶尔还需要把棉被掀开散热。到了第四年冬天，我已经不需要再用热风吹涌泉穴、大椎穴，而夏天拍打后产生的燥热感也消失了。

时至今日，只有在寒流刚来的时候，手脚会觉得有点凉，但是只要适应温差，就又恢复正常了。偶尔觉得太冷，进行拍打之后，就全身发热。这些改变，往往在事后回想时才慢慢浮现出来。我的心得是“只问耕耘，不问收获”地耐心拍打，身体自然会发生改变。

一开始我因为自己身体改善极为明显，所以到处向人推荐，不过绝大部分的情况都是“剃头挑子一头热”。后来去参加每周固定的拍打聚会，发现不少人希望有位神仙一般的人，手一挥或是念念咒就能让他们身轻体健，等到一拍下去才发现，那不仅是痛，简直是痛彻心扉，于是两三次之后就敬而远之了。还有一些人是身体不舒服才来，拍打、拉筋结束后，问题暂时解决就消失了，直到下一次不舒服的时候再来。

其实有很多方法能够解决我们的病痛，拉筋拍打只是其中一种方式。但经历几年的拍打现场服务之后，我发现，如果不找到病因，无论用什么方法都只有短暂的效果，因为治病的根源没有找到，症状必然去而又来。当然，也有人成功运用拉筋拍打进行自我疗愈。

从生病到自我疗愈这个过程，让我深切体会到以下几点。

1. 健康很重要，以前我对保健养生根本是处于无知的状态，现在也只是知道一点，还在慢慢学习。

2. 生病或遇到困难不一定是坏事，如果始终把疾病当成是对手、敌人，那么它就始终是病。如果理解为这些疾病是来提醒我们身心健康失衡了的，那疾病就具有正面的意义。

3. 同样的，把烦恼当成烦恼来对待，它就只会是烦恼。以不同的态度去面对，烦恼可能就是促进我们提升的一个因素。

4. 像我这样怕冷畏寒，有腹泻、血糖高、心律不齐、骨质疏松等疾病，可以说是百病缠身的人，都能靠着拍打等自疗法改善体质，相信你们也能通过某种可坚持的养生法来调理身体。

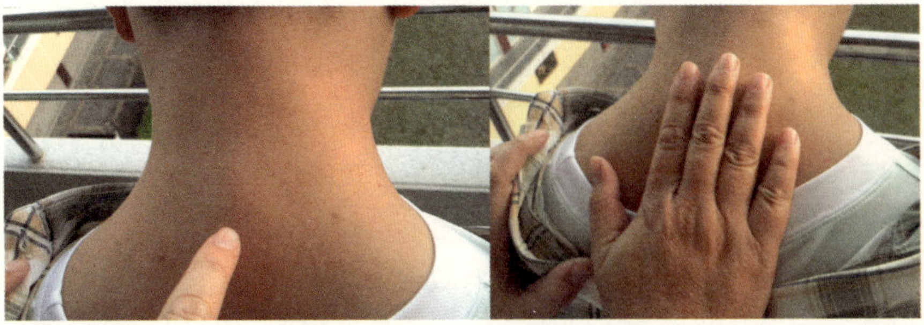

督脉大椎穴是补阳气、驱寒气的重要穴位，手脚冰凉时用手拍或吹风机的热风吹，可以有效驱寒

手脚冰凉拍打法

肩周炎（含肩膀酸痛）

肩周炎是许多现代人特别是中老年人的常见病，总是有人一再询问解决这一问题的方法，其实把这个部位的痧拍干净后，自然就不会再有酸痛的问题了。在谈如何拍打来对付肩周炎之前，还是先来了解一下导致肩膀酸痛的原因吧。最好能防患未然，否则好不容易把痧拍出来了，没多久肩膀又酸痛了。肩膀附近（含肩关节）是全身最容易受风寒的地方，寒凝则血瘀，肩膀酸痛就是血瘀所致，其原因有三方面。

1. 年轻时喜欢穿无袖衣服。

2. 工作、家庭压力较大导致精神长期紧张。

3. 居住习惯不好（空调开的温度过低）、洗完澡不擦干、嗜喝冷饮、衣服单薄等。

我一位朋友有严重的肩周炎。据他说，他的肩周疼到每天必须冰敷三次才能勉强睡一会儿。为了缓解疼痛，他试过所有能想到的方法：按摩、推拿、照射红外线、理疗、刮痧、拔罐等。

起初我尝试直接拍打他的肩膀，但是只轻轻拍一下他就痛得无法忍受。左思右想，近处不行就从远处开始吧。于是我先从手背、手肘背、手臂背拍起，最后拍打肩关节四周。就这样，前后总共四次拍打，解决了他痛得不想活下去的肩周疼痛问题。

解决血瘀问题，拍打的调理方法见效较快。不严重者，可以直接拍打痛处；严重者要由远而近向痛处拍打，从手掌手背开始拍起，然后拍手肘到手腕这一段，接着是手肘到肩膀这一段，最后拍打肩关节四周。每一段可以分成几次拍，将手三阳经过的部位以及肩关节四周都拍过，再靠平常的关节运动就会有所改善。

我曾经用这种拍打法帮一位资深护士调理过严重的肩周炎问题。她的肩周炎是我看过最严重的，肩关节几乎无法活动，24小时疼痛。当时，她每天晚上冰敷三次，让肩膀完全麻痹才能短暂入睡。经过手掌、手背、小臂、上臂以及肩关节的拍打之后，这个她用尽各种医疗手段（包含药物、理疗、照射红外线、刮痧、拔罐、针灸、推拿等）都无法治好的毛病得到了缓解。

在进行拍打前，要先拍手肘及内关穴，再按照上文所述方式进行拍打，差不多一个月就能从手掌、手背拍到肩周围（肩膀酸痛的拍打法）。冬天时，不管是自拍还是他拍都要注意保暖，别因光着膀子而受凉（拍打本意是排寒，如果因此受寒就得不偿失了）。每次拍完后，要喝一杯姜枣茶，等瘀退干净后再进行下一次拍打。这样不容易“虚”。建议找人互拍，这样比较顺手，也不会太累。

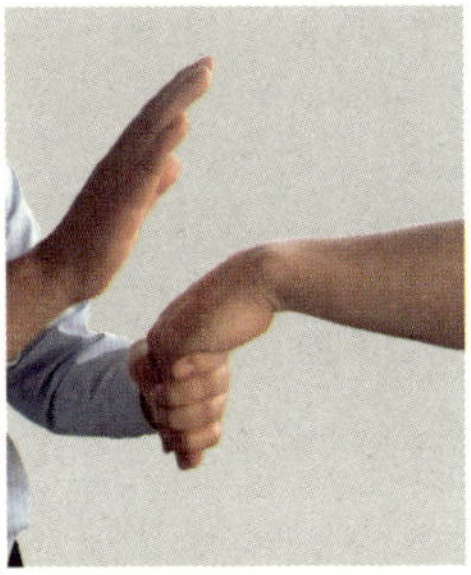

●先拍掌背，包括腕关节

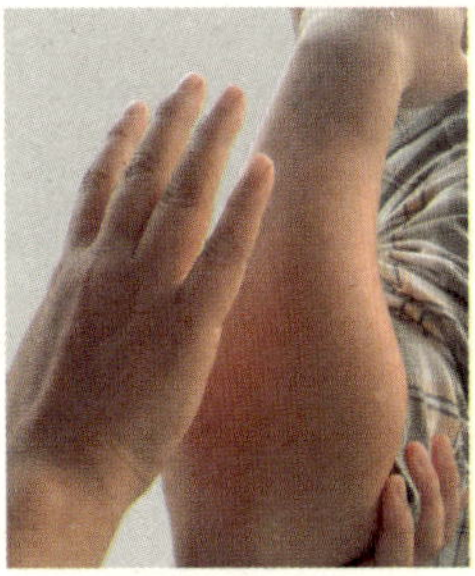

●拍小臂背面，包括肘关节

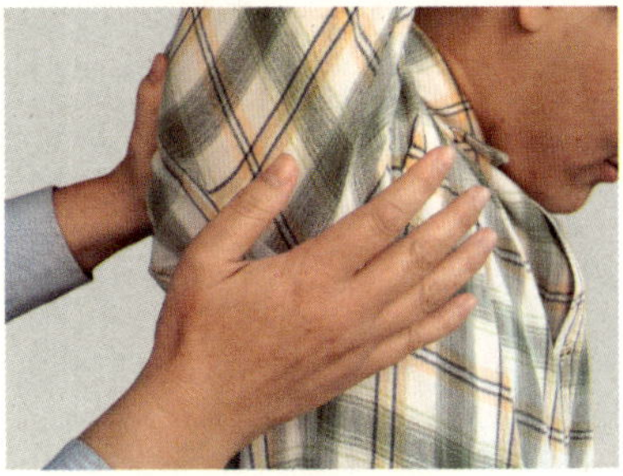

●拍腋窝，被拍者采用站姿

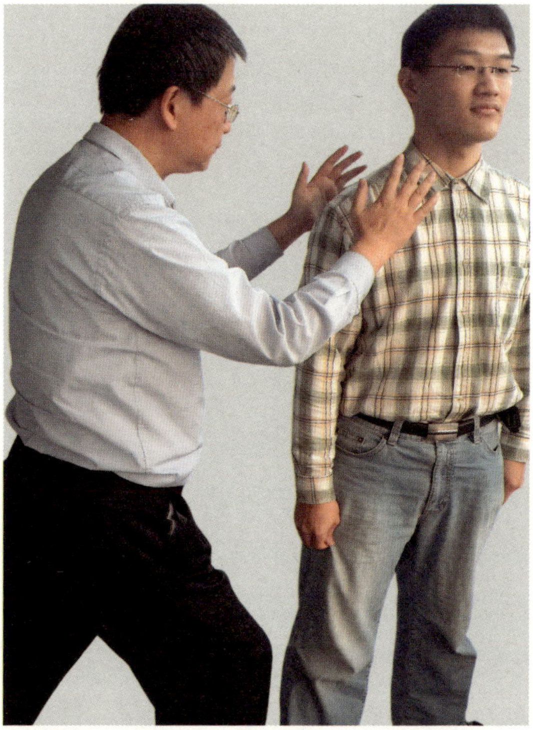

●拍肩膀前后方。如果自拍，可以使用拍打辅助工具

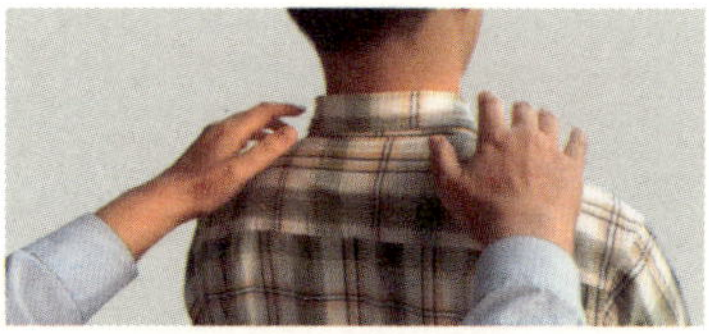

●拍肩膀上方，自拍时可使用拍打辅助工具

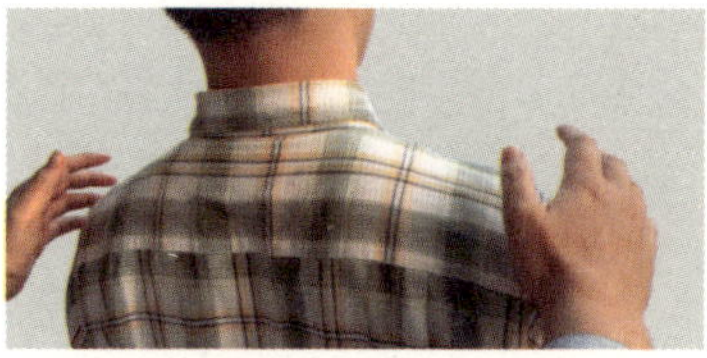

●拍肩膀转弯处（肩峰部位）

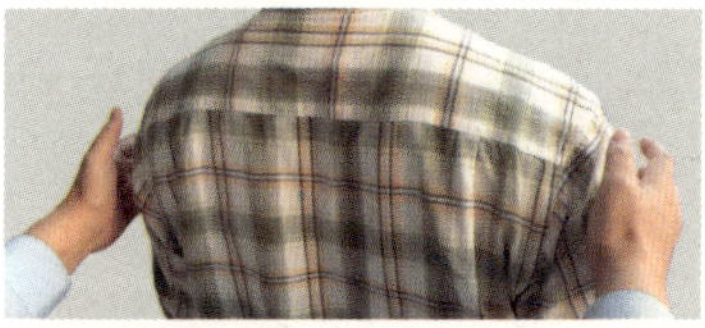

●拍肩膀外侧面，自拍时，右手拍左肩，左手拍右肩

肩膀酸痛的拍打法

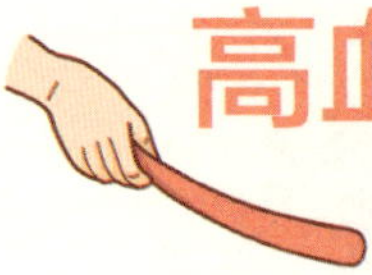

高血压

接着来浅谈一下高血压（深谈的话，就要请教专家）。事实上，对于任何病症来说，重要的不是叫什么、如何治疗，治疗效果才是最重要的，否则空有一堆的仪器设备、专业人员，却治不好病，有什么用呢?

根据我个人的体会，血压升高的原因之一就是通路不畅。至于不畅的原因，可能是来自血管的堵塞或血管壁的质变降低了传送的效率。因此，排除通路不畅就是解决高血压的一种手段。拍打手脚末端，尤其是脚掌，对血压的影响最大，这个部位一定要好好拍。当然最全面的做法还是全身拍打。如果想急于求成，希望在短时间之内就将数十年沉疴快速解决，往往会造成不良后果。对大多数人来说，循序渐进才是最有效的方式。

不管是高血压也好，糖尿病也好，乃至于种种病症，究其根源，经络不通是其原因之一。各种症状只是不通的外在表现，哪里不通就解决哪部分的问题。我们不能只沉浸在A病拍哪里、B病拍哪里的思路之中（虽然救急时有其必要性），如果只注意症状却不处理病因，就陷入了“见树不见林”的困境。

如上文所说，手脚末端（尤其是脚掌）对血压的影响最大，拍脚掌部位要360度无死角，整个脚掌都要拍到，大约要涵盖到踝尖以上10厘米的部位（高血压的拍打法）。

高血压是卒中（中风）的危险因子之一，卒中是指血块堵住血管，使血液无法通过导致脑缺氧。

拍打出痧是化整为零来清理血管。如果把血管比喻成下水道，那么血管壁上的附着物就好比水管壁上的脏东西。要清理管壁，可以采用以下几种方法：①加快流速（例如拉筋）。②用铲子去除脏东西（例如拍打），铲出来的壁垢通常丢在一旁（出痧）。另外还有少部分则因清理的动作，跟水管里的水混合而形成污浊的水（血中溶入血管壁的附着物）。因此，刚拍打完之后去验血，数值可能会偏高，但是主观感受却是舒服的（因为血管壁清理干净了）。

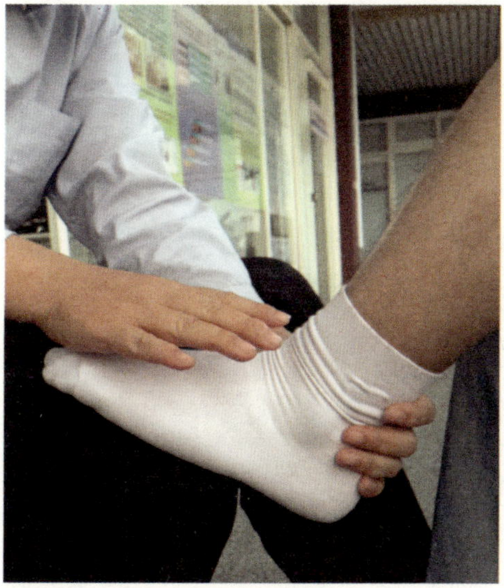

●脚背、脚心、脚脖子都要拍

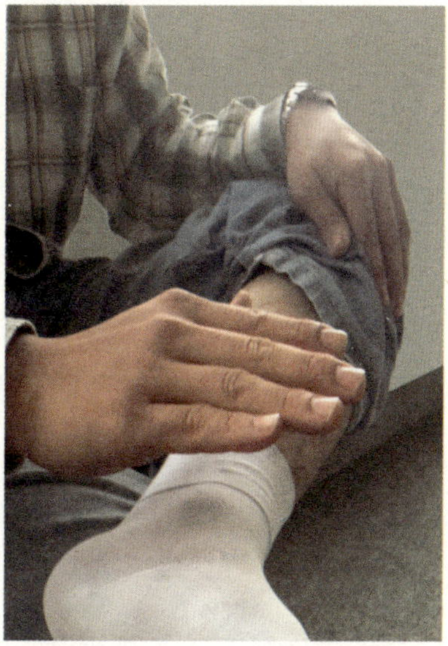

●内踝、外踝四周都要拍

高血压的拍打法

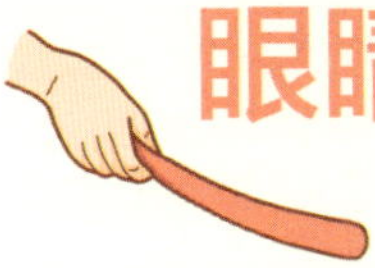

眼睛疾病

生活中，有很多种方法可以用来解决眼睛问题，比如拍打眼眶四周、按摩眼睛周边的要穴、热敷、用拳头敲眼眶四周等。

现在介绍一种简单的拍打法来解决眼睛问题：用手掌拍后脑勺。拍打的部位在眼睛对应的后脑位置，其实不用特别精准，只要大致对上就可以了。从枕骨下缘拍到对应眼眶的位置（眼睛疾病拍打法），用手腕力量拍打，力度不要太大。

拍下去时要贴紧脑壳，不要使用拍打工具。拍打可以用时间或次数来计算，一个位置大约拍10分钟或500下。可以自己拍，如果有人帮拍更好。不论是自拍或他拍，手法正确很重要。这个方法的原理是，硬的脑壳可以有效传导力量，所以用手掌轻拍，掌握“贴”的要诀，力度就能贯入。这样拍有很多功效，可以处理眼睛问题，也有助睡眠，都是活血化瘀的结果。

“不流动”会造成很多问题，比如血不流动（血瘀）、气不流动（气滞）、情绪不流动（执着于某种情绪），种种问题的起因都源于不流动，所以拍打其实就是在排除不流动的情形，让一切自然流动。

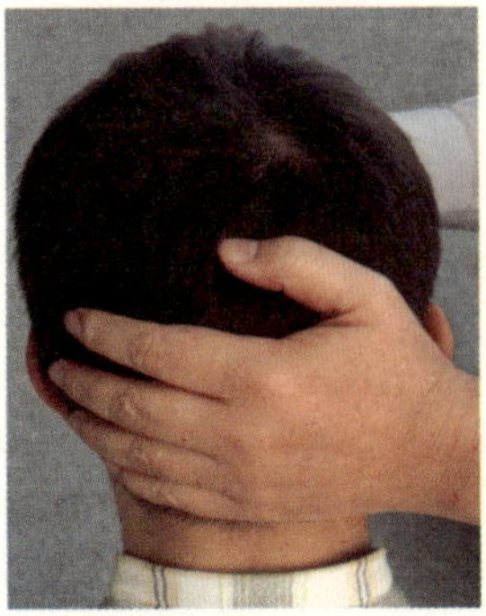

●用手掌拍后脑勺，是一种简单的护眼方式

眼睛疾病拍打法

专题 关于糖尿病的问与答

因为我母亲的家族有糖尿病史，我小时候也显现出糖尿病的前期症状。有一天，我和自然养生老师聊起糖尿病的相关问题，听他讲了许多，我把有关的问题想了想，谨将所思所想叙述如下。这都是我的个人见解，疏漏之处还请见谅。

当食物吃进身体之后，血糖会升高，这时胰岛素分泌增加以降低血糖（胰岛素是人体内唯一能降低血糖的激素），从而使血糖始终保持在相对恒定的水平上。

问：为什么血糖会居高不下？

答：显然这是因为转化血糖的“降糖素”——胰岛素出现了问题，导致血糖居高不下，使得身体达到一个新的、血糖值高的状态。若肾上腺功能失调，只是过度消耗储存的脂肪，导致身体所需的热量入不敷出，就容易饥饿。过度消耗脂肪就会出现口渴的现象。打胰岛素，是治疗糖尿病的一种方法，目前还没有办法根治糖尿病。

问：打胰岛素是怎么回事？

答：打胰岛素降低血糖有立竿见影的效果。其实注射的胰岛素就像是一家工厂因为产量不足而从外调货，是可以解决缺货问题的。虽然这种情况不好，但比起长期缺货还是要好一些，也利于维持工厂的经营。

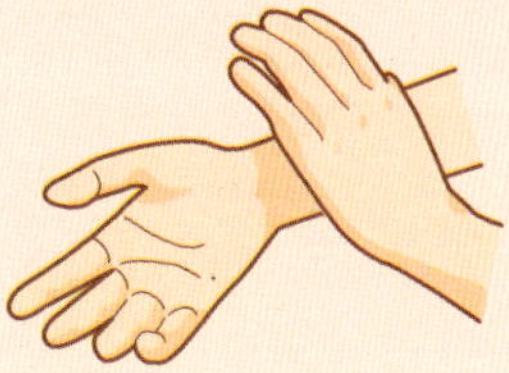

问：为什么糖尿病患者不适合喝粥？

答：粥消化吸收的速度比白米饭快，葡萄糖会快速进入血液，必将导致血糖快速上升。但如果粥是由糙米、各种豆类煮成的，消化的速度慢，吸收也变慢，血糖升高也会相应变慢，个人认为老年人可以适量食用这些五谷粥，但不要过量。纯白米粥，糖尿病患者则不适合食用。此外，在阳光下的适量运动，对糖尿病患者来说也是非常重要的。

问：为什么糖尿病患者吃得多，反而会变瘦？

答：血糖升高超过正常值，会使身体处于高速运转状态，就好像引擎打在空挡，又猛踩油门，消耗了大量的能量却没发挥效果。糖尿病患者消耗掉的能量比吃进来的还多，就出现了吃得多还变瘦的现象。

问：拉筋拍打后，糖尿病患者还要喝加糖的姜枣茶吗？

答：拉筋是疏通气血，而拍打是快速排除淤堵的方法之一，这两种手段一定程度上都在消耗能量。拉筋痛消耗能量快，不痛则消耗能量慢；同样的，拍打痛则消耗能量快，不痛也是消耗能量慢。总体说来，拍打所消耗的能量更多。

依据医疗标准，空腹血糖的正常值是3.9~6.1毫摩尔/升。根据我曾经处理的案例，血糖长期超过正常血糖值很多的人，经拍打15分钟后测量，血糖值可降低很多。但在拍打时，血糖太高的人可以喝不含糖的姜枣茶。喝姜枣茶情况因人而异，需要靠自己的感受。

问：听说降血糖药需要终身服用，一旦停药会很危险？

答：这类病症是要靠医药暂时缓解的，目前还没有根治糖尿病的方法。选择终身服药的同时，可以选择启动身体的自愈能力来辅助治疗。人生的酸甜苦辣必须自己去体验，纵使亲如父母、兄弟姐妹、妻子、儿女，都不可能替代。

亲身经手的糖尿病案例

以下是关于血糖过高进行拍打的经验分享，至于实际上靠拍打能否辅助治疗糖尿病，则因人而异，主要取决于患者本身的态度及实施的情况。

（一）一天晚上我岳父半夜起来上厕所时不慎跌倒，一直挣扎，却起不了身。他一直想用自己的力量爬起来，不愿向别人求助，直到隔天早上八点才被家人发现，赶紧叫救护车送到附近的医院诊治。

第二天我去医院探望他时，他提到因为感冒而停吃了降糖药，并且已经有一星期了。我一听，赶紧请护士来测血糖值，结果血糖竟然急剧飙升，非常危险，于是马上让他服用降糖药。岳父在医院住了一星期，血糖虽然有所下降，但数值依然高得吓人，他嫌住院受罪，就出院回家了。回家后某一天，我陪岳父聊天时，他说小腿内侧大约中间位置，有一处异常疼痛。我立即针对那个痛点轻拍了300下，之后再测量血糖，没想到竟有所下降。后来他不放心，怀疑是血糖仪坏了，换了血糖仪再测量，证实血糖确实有所下降。经过半年的调理，岳父的血糖值维持在相对稳定的水平，后来索性就不再测量了。

（二）我有位同事，空腹血糖值比正常血糖值上限高一倍，我只帮他拍膝盖附近脾经一个巴掌大小的位置，在血海穴附近，拍完15分钟后再量，血糖值就有所下降。对他来说，这应该算非常神奇了。但他并没有因此爱上拍打，即使有了一次近似奇迹般的经历，还是无法让他坚持拍打。无论一时有多好的疗效，保健养生都要靠自己努力。

要强调的是，拍打脾经只是一时的调理，调理糖尿病，最好还是平时养成拉筋的习惯，不足之处再用拍打补充。

（三）在我称呼舅舅或阿姨的人当中，有一大半都是因为糖尿病并发症过世的，就连同辈的表兄弟也已经有人打胰岛素好几年了。下面我要说的是我母亲的例子。

我母亲的血糖值一直都高到令人难以置信。我在刚学拍打、什么都不太懂的情况下，就帮我母亲拍脚，没想到也起到了调节血糖的作用。后来我每次回家的第一件事，就是帮她及家人拍打。那么，到底要怎么拍打才能改善血糖过高的状况呢？

糖尿病的拍打法

除了平时拍打基本的8个关节部位当作日常保健之外，依据我的经验，血糖高的人直接拍脾经（整条腿内侧一直到大脚趾），可以用来调理身体。拍打时，会沿着脾经一路出痧，这也是用眼睛见证经络的好时机。

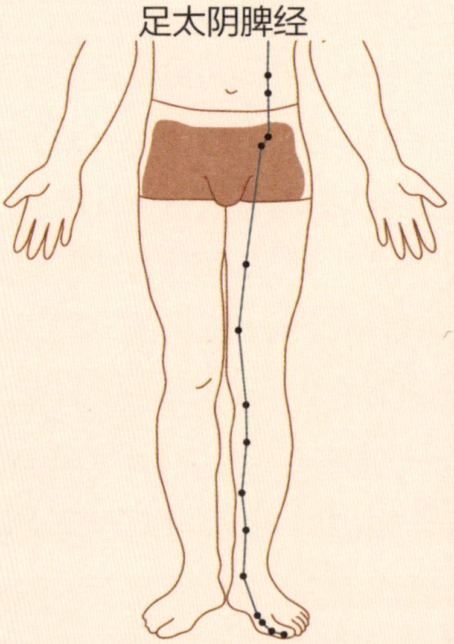

●血糖高的人可以直接拍脾经，对降血糖有所帮助

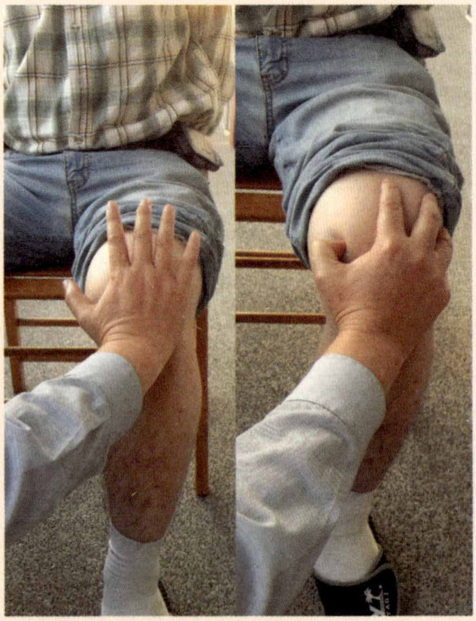

●脾经的血海穴是调理血糖的要穴，拍打后可调节血糖。血海穴位于膝盖上方。取穴法：掌心对准膝盖骨，拇指略弯曲，拇指端即是血海穴

糖尿病的拍打法

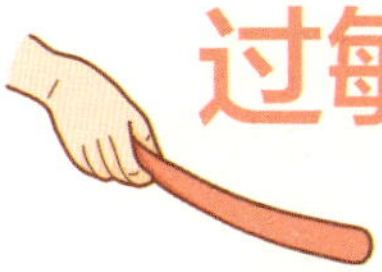

过敏性鼻炎

这是现代人常见的毛病，虽然其中有个人体质差异，但不注重保暖的生活方式也是原因之一。诸如开空调、吹电风扇、喝冰冷的饮料等，都会让寒气聚集在鼻部。几年或几十年之后仍然不处理，鼻炎就会变得更严重。

早上起床或天气忽然变冷，有过敏性鼻炎的人通常会猛打喷嚏，打喷嚏有利于排寒气，但这样处理掉的寒气只是一小部分，无法真正解决问题。

患过敏性鼻炎的人为何经常打喷嚏?

如果把寒气比作废弃的污水，污泥就是体内淤堵物，打喷嚏就是身体断断续续排出寒气的一种方式。所以整个情况就是，体内寒气聚积，身体已经不能自行驱寒自愈了，一旦有更多寒气进入，例如早上起床、骑车受凉等，就必须先打喷嚏以小量排出寒气。但是如此处理并不能真正解决问题，必须找到问题的源头——到底是什么原因造成体内寒气积聚? 然后想办法减少或防止寒气入侵。

患过敏性鼻炎的人经常打喷嚏或流鼻涕，就是身体的一种排寒现象。所以，一起床就打喷嚏，代表身体从每天一开始活动就排出寒气。

下面用一个想象的水瓶来解释身体这种排寒作用。这个假想的水瓶由下至上可以分成100格，但里面装的不是水，而是身体某部分的寒气。

- 一个绝对健康的人，身体没有什么寒气，所以水瓶几乎是空的。
- 一般人或多或少都会积聚些许寒气，但寒气累积在身体里的量不多，就以30格来代表。当外界进入的寒气增加（比如夜晚），水瓶里装的寒气会上升，如果超过100格就会有排寒行为，比如打喷嚏、流鼻涕。不过，因为还有70格的弹性储存空间，一般情况下要超过100格并不容易，只要不超过上限，身体会以正常机制来调节，比如说喝热水这类行为。

- 对于寒气累积较多的人，他的寒气瓶可能已经装到95格，只要体内聚积的寒气再多一点就会超标，这时就会打喷嚏，直到累积的寒气低于100格为止。于是，身体每天夜里受寒、早上排寒，如此周而复始，就出现了每天早上打喷嚏、流鼻涕。

过敏性鼻炎大都由“寒气”引起，按照情况的严重性，可分成几种处理方法，几种方法可单用也可以混合使用。

1. 我见过最严重的患者，一年大部分时间都戴口罩。这类重症的过敏性鼻炎患者，要先从手肘、内关穴、手心、手背拍打，然后一路沿着大肠经拍。不过，这类患者多半还有其他毛病，需要全身调理。

2. 一般的过敏性鼻炎患者，可以先按按肩膀上方。如果有酸痛感，再沿着手臂往下按，看酸痛蔓延到哪里，拍打时也要拍到那个位置，能拍全身当然更好。通常拍完肩膀后，毛病会有所好转。更重要的是，往后要改变生活习惯以减少寒气在体内积聚。

3. 除了手臂外，头顶的百会穴、额头这两个部位也要多拍拍，对鼻管畅通有莫大好处。有时候，仅仅是拍拍百会穴就非常有效，力度要用比轻拍大一点。以下是总结的用拍打对付过敏性鼻炎的方法。

（1）断除寒气来源（比如夏天嗜喝冷饮，冬天保暖不足）。

（2）从肩膀顺着大肠经（含肺经）拍到手臂，如果有余力的话，能拍到指端更好。有过敏性鼻炎的人，肩膀通常会酸痛，如果时间有限，可以直接拍打肩膀。

（3）拍头顶的百会穴及额头。

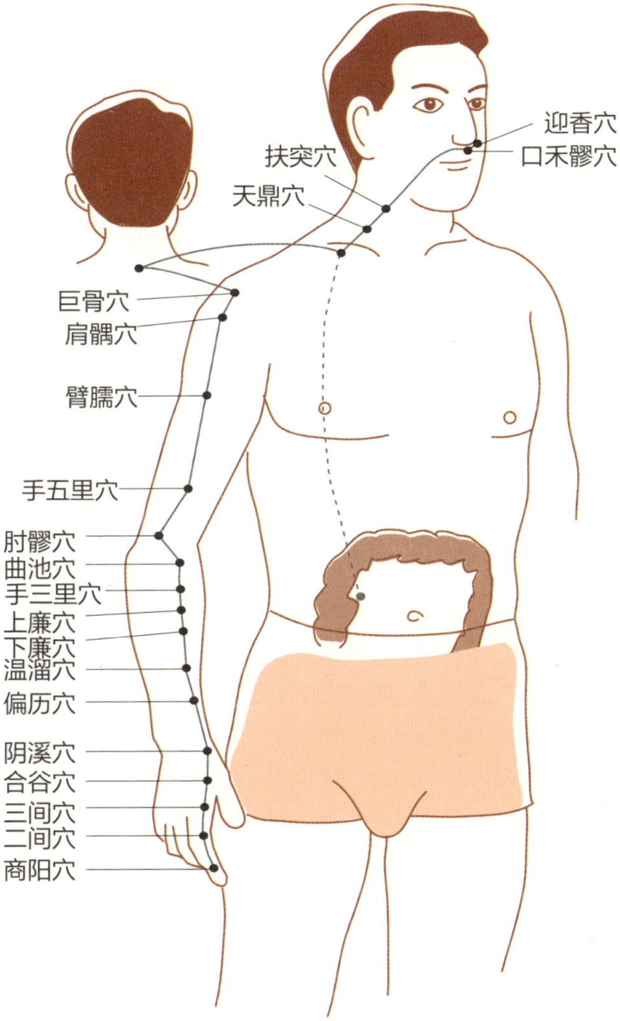

●顺着大肠经沿线，从肩膀往下拍，可以缓解过敏性鼻炎的症状

手阳明大肠经

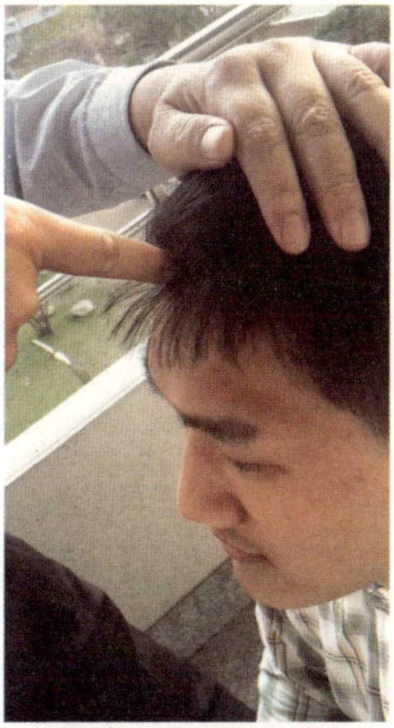

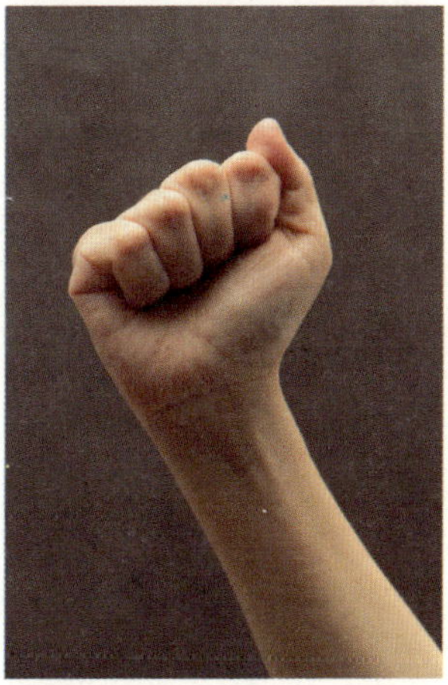

●握拳敲打额头及头顶时要呈大约45度角，握拳时要注意指节面尽量齐平，拇指要贴叠在食指上

握拳敲打法

过敏

我小时候偶尔会过敏，记得每次过敏，我母亲的处理方法都是用姜片蘸上酒精，在过敏部位反复推揉，然后要我闷躲在被窝里，这个方法多数情况下有效。如今，有更简单、快速又有效的方法，就是拍打。

主角是我妻子，她从青春期开始就有过敏病史，只要吃海鲜，身体就会有过敏反应，严重的时候食道红肿，连喝水都困难，甚至声带也肿胀到无法说话的地步。后来她开始拉筋，过敏反应反而更强烈了，只是被蚊子叮了一口，过了两三天居然肿成巴掌大的“龟壳”。这其实是因为拉筋使身体活络了。有一次，我见她的蚊子包又痒又肿，就直接帮她拍打红肿部位，一直拍到软化为止，很快就不痒了，第二天红肿也有所消退，当然要完全消肿还是要好几天。后来她再被叮咬，虽然还是会红肿，但是肿的程度小很多，拍一段时间就好了。

通常有过敏问题的人都会说“我从小就过敏”，但究其根源，这是经络不通所致。这一类问题的处理方式都一样：直接拍打患部。

对于过敏体质的人而言，蚊子咬个包可能会引起又痒又肿的严重反应，要止痒消肿最有效的方法就是“哪里痒拍哪里”，不管是蚊子咬的包或皮肤出疹的地方，都很有效。这些发痒的部位就是现成排瘀的出口，手上加些力度，很容易就能把这些部位的瘀清理干净。

有人会问，为什么有的人被蚊子咬了只起很小的包呢？我们都知道，蚊子叮咬时会在该处注入毒素，这些人能够很快解毒，所以即使被叮也不易起包；反之，有些人对这些毒素很敏感，就会形成肿包。

皮肤过敏要加强拍曲池穴或整条大肠经（过敏痒肿的拍打法）。因为大肠经是身体排毒的主要管道。主路不通，毒素就会乱窜，其中最容易显现的就是和大肠经互为表里的肺经，于是皮肤就成了非正常管道的排毒出口了。

反过来说，只要身体平时排除废物的管道畅通，自然就不必通过非正常的管道排毒，皮肤就会恢复自然光泽。按照拍打保健法来调理全身，不只是蚊子包，其他过敏问题也管用。

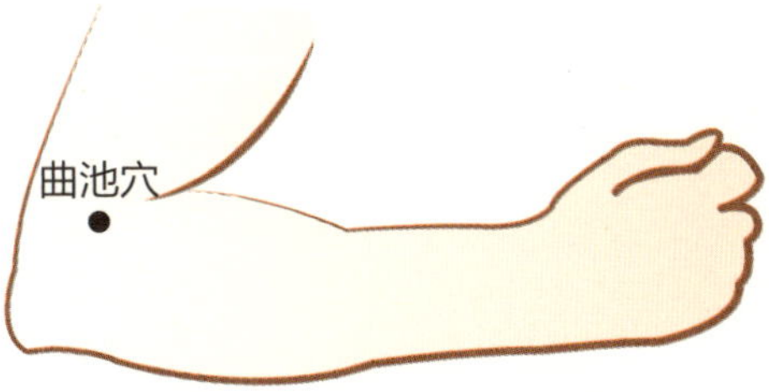

皮肤过敏时，可以加强拍曲池穴，以便加速排出体内毒素

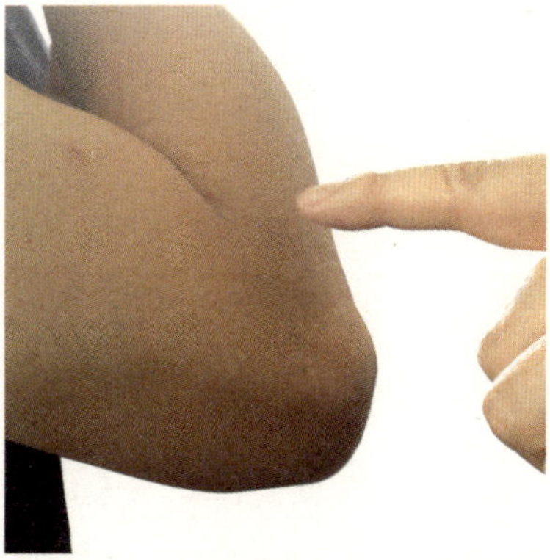

曲池穴是手阳明大肠经的常用腧穴之一，位置在手肘横纹外侧端

过敏痒肿的拍打法

专题 关于膝关节退行性病变的问与答

问：为什么孩子的膝关节没有退行性病变问题，而年纪大的人就容易出现？

答：人体有自身修复的机制，而流动顺畅的新鲜血液有助于身体各部位进行自我修复，只要修复速度赶得上磨损速度，就不会有关节退化的问题。孩子的血流顺畅，而且身体各处都处于快速生长的阶段，所以不会有什么退行性病变问题。随着年纪日渐增长，人所能做的就是适当活动，以适度的保养来维持身体的机能。

问：为什么总是听到膝关节退行性病变，很少听到其他关节有这一病变问题？

答：这与磨损的速度和受压大小有关，膝关节所受到的压力最大，最容易磨损。如果考虑到动态效应，着地瞬间膝关节所承受的压力非常大。关键是磨损和受压大小相关，负荷越大，磨损就越严重。

问：为什么拍打拉筋可以处理膝关节退行性病变的问题？

答：上文说过，新鲜血液有助于身体自我修复，拍打能清除淤堵之处，使血流顺畅，而拉筋能常保血流顺畅且加速血流的运行。

问：如果选拍打帮助治疗膝关节退行性病变，需要天天拍吗？

答：如果要天天拍，不能过量也不能重拍，因为拍打过程会消耗体能，拍得越多越重，体能消耗就越多，长期如此会出现体虚。一种调理方式是在基本复原后养成拉筋的习惯，有不足之处再以拍打补充。但是实施方法因人而异，不论什么方法，都要遵守适度的原则。

我自己的经验谈

在我服兵役的时候，有一项叫“高跳台”的训练项目，我记得是2.4米高，底下是沙坑，当时我一跃而下，竟然忘了双膝要微弯。就这一跳，开启了不堪回首的膝关节伤痛史，右膝受伤比较严重。

当天我就发现膝盖肿胀无法弯曲，寸步难行，20米的距离我要走15分钟左右。还记得医务室的医生当时以开玩笑的口吻对我说：“你想装死逃避兵役啊？告诉你，我可没有这么好骗……”虽然如此，两个星期后，我还是争取到一次去军医院看骨科的机会。这位骨科大夫看了半天，耐着性子开了几粒消炎药，就把我打发走了。剩下的两个月，我忍痛完成了所有野外训练，但也付出了病情加重的代价。

趁着放假时，我直接到家附近看骨科门诊，医生又看又捏，半天后对我说：“你这是滑囊炎，需要先抽积水，再吃点消炎药。”抽了积水后，膝盖就能弯曲了，我想再服用消炎药，应该就好得差不多了吧？！

下部队第二个星期，我被派去参加集训，开训项目是12.8千米的长跑。这对当时我这个32岁的“老”兵来说，是极大的负担，不仅跑到一半就必须不停捶打先天不良的心脏，原本逐渐好转的膝盖又遭罪了。接下来的服役期，每隔3周当一次值日官，每次只要跑完5000米，隔天就走路困难，加上一星期四五天的30多千米行军，我的膝关节病症不断反复，根本不指望能恢复了。

退伍后投入职场，虽然走路不会有问题，但只要跑步，膝盖就会疼。渐渐地，只要天气一有变化，我的膝关节就酸软无力，连走路都成问题。原本不好的心脏也更加脆弱了，出现严重的心律不齐、心率过速症状。事实上，有段时间我只能斜靠在枕头上入睡。

万幸的是，我找到了“拉筋拍打”这样简单易行、效果显著，并且靠自己就能调理身体的方法。第一次拍打两手肘的肘关节内侧，妻子一看，发出明确指令“15分钟，用力拍”。拍时真的很痛，但拍完后全身暖洋洋的，很舒服。接下来再拍膝关节，第一次拍打右膝，出的是黑黑的痧，还分别向上向下蔓延到腿的一半，过了一个月痧才退干净。

左膝更有趣，两手同时拍击膝盖两侧，结果以膝盖中线为界，右侧出黑痧，而左侧皮肤连红都不红，呈现完全正常的肤色。左膝拍打三次后就完全正常了，而右膝拍打到第十次几乎恢复了正常，这是我先前不敢奢求的事。

腹泻及乳糖不耐受症

这是一个肝胆失调的典型案例，主角是高中生。她的症状是从小只要一吃含油多的东西就会拉肚子。那天她吃了生日蛋糕后没多久就痛得在床上直翻滚，过了一会儿后不停地跑厕所，然后又回到床上打滚。她爸爸可能见惯了，只说他女儿从小就这样，并没给予更多关心。

后来我忍不住了，就叫她坐在小椅子上，我从风市穴开始沿着胆经帮她拍打（腹泻的拍打法），力度比一般稍轻，把她两腿外侧的胆经沿线都拍了一遍。她的出痧情况很严重，整条胆经都是痧点，惨不忍睹，但是症状有所缓解。为什么吃到油脂腹泻要拍打胆经呢?

1. 胆汁有乳化脂肪的作用，对脂肪的消化和吸收有重要作用，一旦胆功能不正常必将影响脂肪的消化吸收，身体就会表现出不良症状（比如上文所述腹泻）。这是身体的自我防卫机制，所以要针对胆经拍打。

2. 胆汁多数由肝细胞生成，另一小部分由胆管细胞生成，因此拍完胆经后如果问题没解决，应再拍打肝经。当然要想长期有效，全面而彻底的拍打是必要的。

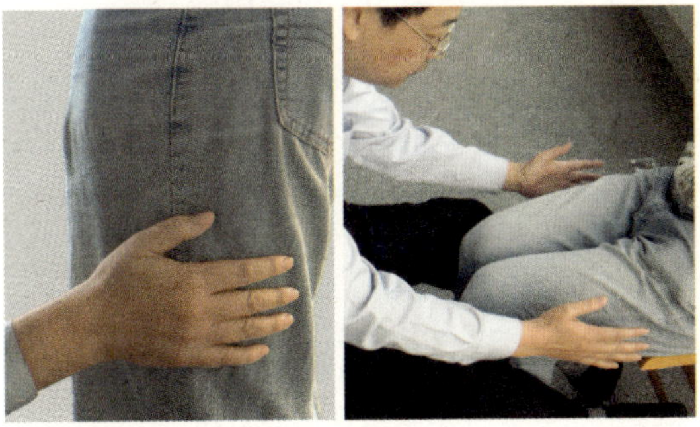

● 可以用手掌或拍痧板拍风市穴。注意，拍者的双脚要左右固定被拍者的双脚，避免在拍打过程中膝盖互撞

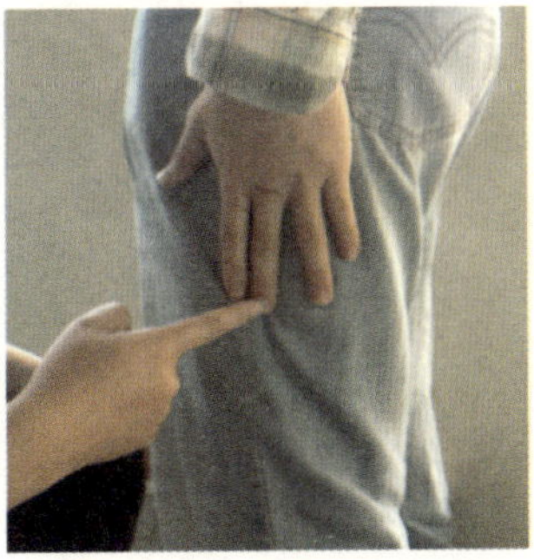

● 立正站好，双手贴于裤缝，中指指尖所指位置即风市穴

腹泻的拍打法

过了几个月，我问她还腹泻吗？她说再也没了。当我想要再帮她拍得更彻底一点时，这位小女生说：“喔，不用了，那真的很痛！”人就是这样，总是不会以正确的方式关爱自己，怕痛是她的选择，我也只能尊重了。

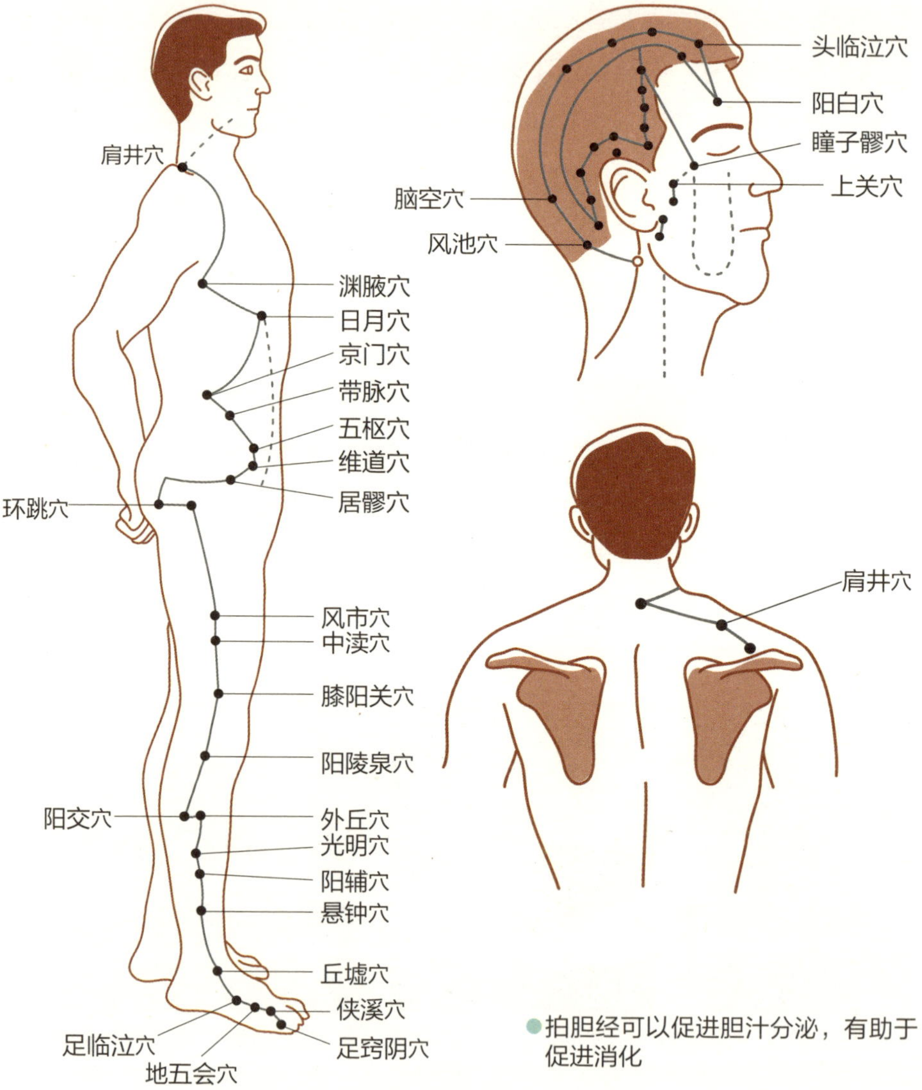

● 拍胆经可以促进胆汁分泌，有助于促进消化

足少阳胆经

以前我也有严重的乳糖不耐受症，只要喝牛奶（尤其是鲜牛奶）就一定腹泻！除了腹泻之外，胆经不顺畅的常见病症还有偏头痛，尤其是右侧偏头痛，如果长期不处理就可能像我一样，吃个糯米做的米糕就不行了。顺带一提，胆经在腿部外侧中线，而肝经则在腿部内侧中线相对位置，两者互为表里经，“肝胆相照”这句话似乎是专门用来描述它们的。

拍胆经时，可以侧重在容易淤堵的风市穴，打通这个部位有利于促进身体的代谢与消化，同时赘肉也不容易囤积在身上，也是减肥的一种方法，可以说是一举数得。

恐高症与心脏问题

我自己就有恐高症这个问题。我不敢站在围墙边，不敢搭乘透明电梯，不敢走吊桥……这些都是恐高症的表现。心律不齐也是在我身上存在很长时间的老毛病，而且越来越严重，最严重时心脏跳动两至三次会震颤一次。此外经常出现心跳速度超过每分钟100下的情况。

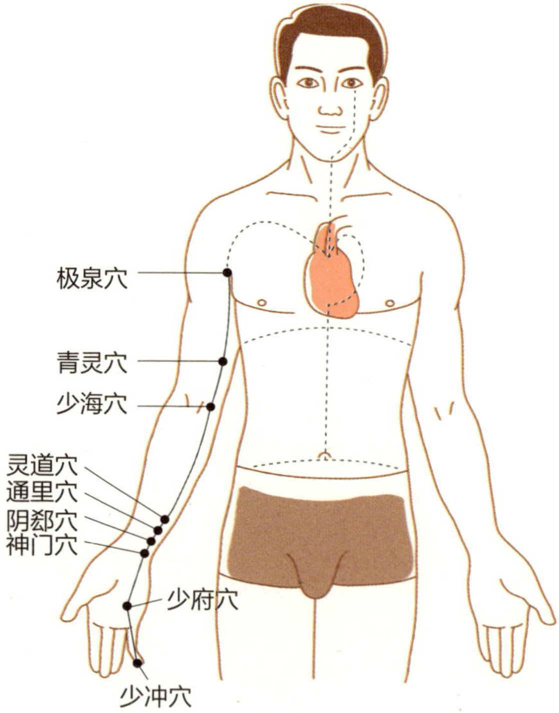

●心率不正常，拍打内侧心经

手少阴心经

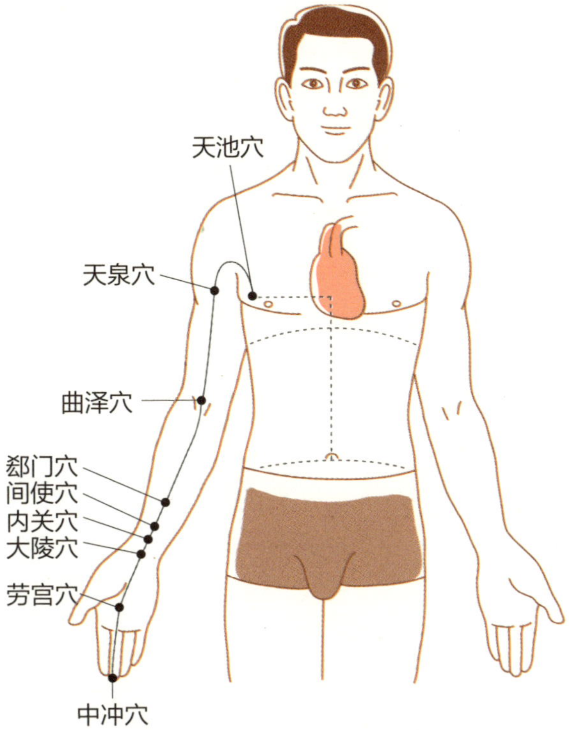

●手腕内侧的内关穴是养生要穴，拍打此穴对补足心力很有用

手厥阴心包经

心力不足首先要拍打“三关”：手腕、手肘及肩关节，尤其是手肘和腕关节（内关穴），还包括手心、手背，然后分次把手臂内侧其他部位拍完，左右手都要拍，至少要拍手肘内侧。这也是对付恐高症的拍打法。至于心跳过速，可以加强拍打内侧心经——整个内侧都要拍打。这样调理有利于身体恢复。

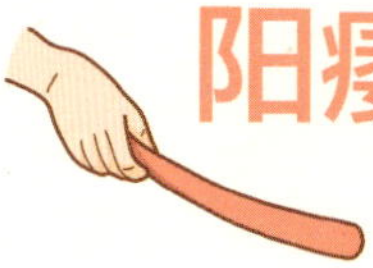

阳痿

台湾虽然是个小岛，但是“伟哥”的销量却好得不得了。而日常生活中闲聊打趣时，听到的却是个个骁勇善战，这现象是不是自相矛盾？其实只要牵涉男人的面子与自尊问题，事情往往就变得隐晦，不能明言了。阳痿这种非致命却令许多男人困扰的毛病，就是如此。

首先来看看造成阳痿的病因吧。简单来讲，阳痿就像是气球要充气却充不满，其原因如下。

原料不足：这包括任何可能导致阴茎海绵体动脉血流减少的情况，除了拍打疏通之外，还可以用食材等各种方式补肾。

造血足够，却无法适当储存：这是肝（血库）的藏血功能不良，当要大量使用血液时（如女性的生理期、男性的勃起），仓库里没有足够的货物进行供应。长期不适当吃药的人，对于肝的功能损害很大，算是元凶之一。

原料正常，仓库存量也正常，但运输过程不顺畅：这就好比“春运”，虽然铁路公路航空等交通建设都没有问题，但是业务运作却出现效率低的情况，即后勤功能不给力。

另外，中医书也提到肝主疏泄、肝藏血、肝主筋、肝主“宗筋”（宗筋是生殖器在古代的文雅称呼）。为什么说肝主宗筋呢？除了前面提到的供血功能之外，还有一个原因要来看肝经的循行图（足厥阴肝经）：男性的肝经会经过阴囊，上达龟头再返回原线继续上行。

阳痿这个毛病直接对症到脾肝肾三经的功能，特别是肝经。因此拍打时，要以肝经沿线拍打为主。

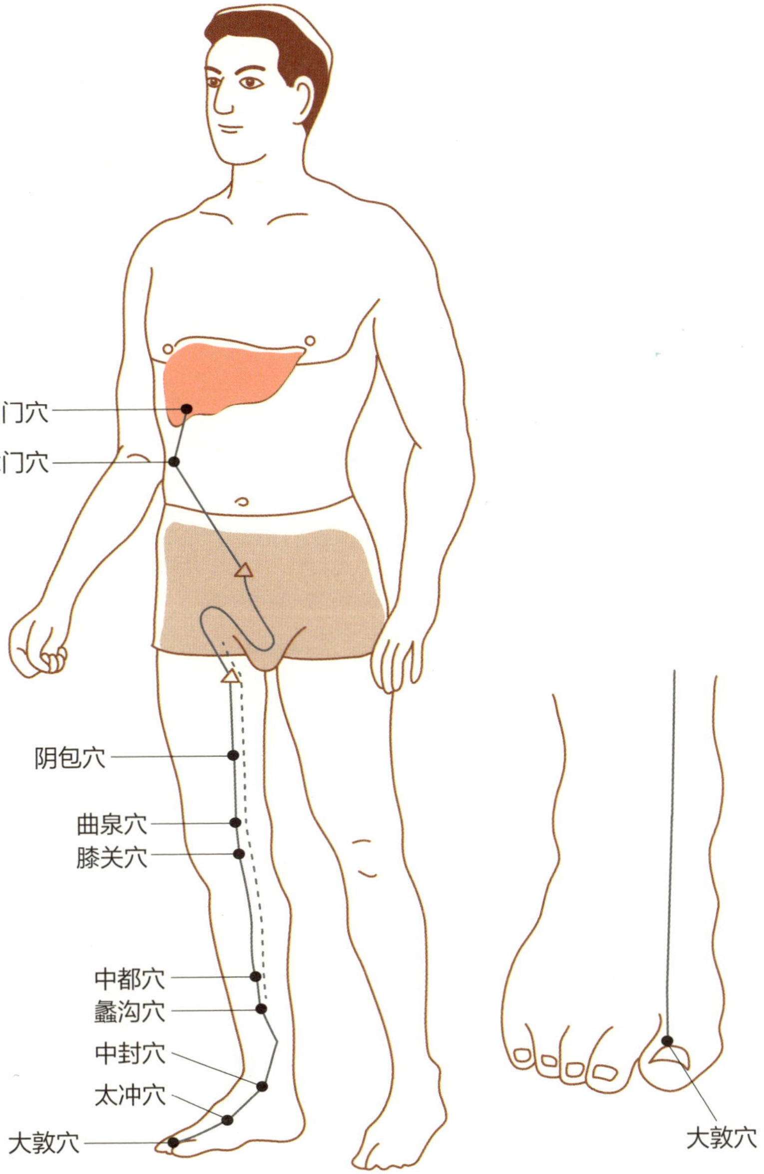

● 阳痿直接对症到脾肝肾三经的功能，特别是肝经，因此拍打时要以肝经沿线拍打为主

足厥阴肝经

骨质增生

为什么会骨质增生呢？这其实跟受力不当，骨头承受了不恰当的力量有关。那么，这种异常的力量从何而来呢？原因不外乎是姿势不当或是沉重的外力。要解决这个状况的要点有以下四点。

解除受力：通过拉筋或不枕枕头平躺在床上等做法进行调理，让身体处于松弛状态。

拍打已经淤堵的部位：除了腿部之外，建议拍打脊椎两侧，这个部位应该出很多痧。不过，要看情况决定是否拍打以及拍打程度，并且最好请教专业人士做出这个决定。

时时自我审视姿势是否正确，预防再发：有话说，骨正筋柔，气血自流。如果这样，骨质增生的症状就会得到缓解。

找出病因是关键：看看到底是什么原因产生这样的病症，找到了疾病的源头才能真正解决病痛问题，否则症状会去了又来，反复发作。

硬皮病

顾名思义，硬皮病就是皮肤变硬的一种疾病，这是慢性自身免疫性疾病，发病原因尚不清楚。其主要特征是结缔组织过度增生而沉积在皮肤、血管，造成皮肤紧绷、硬化及血管内壁细胞异常增生。因为此种变化最常出现在皮肤，造成皮肤硬化而称硬皮病。

一次拍打聚会我偶遇一位先生，他说自己的肩胛部位硬得就跟牛皮一样，绷得很不舒服，还说叫作硬皮病。因为从来没听说过硬皮病，所以我试着拍了一下他的肩胛，发现还真的很硬。当然，再强的掌力碰到犀牛似的硬皮，也完全没辙！

我琢磨了一下：若是直接拍打患处无效，把战线拉长一点也许有效。因为上背部是手三阳经循行的部位，所以我试着拍打他的手掌（同为手三阳经循行部位），岂知轻轻一拍他就大叫，头上还流下豆大的汗珠。于是，我继续轻拍他的手背200下，拍完后他已经汗湿全身。停止拍打之后，他跟我说："这十几年来，从来没有像现在这么轻松过。"从这个例子可以理解，当病症最显著的部位难以处理时，可以考虑先从别的地方着手。

1. 经络的上下游。
2. 左右对称部位。
3. X形对称部位。
4. 上下相应部位（例如腰部问题可以处理膝关节、手肘关节）。

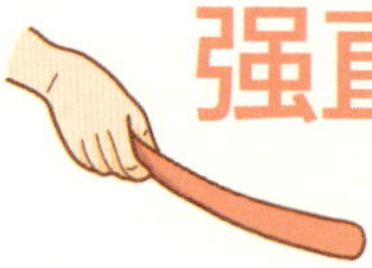

强直性脊椎炎

强直性脊椎炎的症状就是脊椎关节僵硬、不能弯曲。这好比干旱之地，土地龟裂而得不到滋养。干旱可能由天然原因或人为原因所致，比如灌溉管道被破坏。人很难与天争，但是人为疏忽是可以经过努力得到改正的。

要让龟裂的土地恢复生机，当然要引水到田。那么如何引水呢？第一选择就是拉筋，拉筋相当于拓宽管道。可问题是，管道拓宽了，水在哪里？这里的水就是气血。

众所周知，督脉为阳经之海，也就是手三阳、足三阳的气血汇流注到督脉，而脊椎僵直表示督脉气血不太流通。所以，重点在拍打手三阳（即大肠经、三焦经与小肠经）、足三阳（胃经、胆经及膀胱经），让气血顺畅流注督脉，就像干涸龟裂的大地遇到丰沛的雨水。这样一来，想不回春都难。

专题 拍打的小窍门

拉筋时，适合拍打哪些部位

拉筋时基本上要专注冥想，但是有些部位在拉筋时可以进行拍打。

简短叙述一下拉筋时适合拍打的部位。

两髀：就是腹股沟处，拉筋时拍打这个部位最容易，如果位置正确，可以有效地疏通此处经络，能明显感觉到气血循环流畅。但是自拍时，只用手拍根本够不到，但用板子拍面积又过大，且力度会分散，因此最好使用拍痧掌或类似工具来拍（关于拉筋的解释，请见第150页）。

腋窝极泉穴：这个位置要用拍痧掌拍打，拍的时候要拿住拍痧掌的尾端，利用橡胶的弹力轻松敲打，千万不要死命敲！当然，也可以反握拍痧掌，用底端的白色小板拍打。此法适合小面积的身体平坦部位，比如脸部。

用其他方式拍打这两个部位也不是不可以，只是效果没有这两种方式好，例如用手刀砍两髀或握拳敲，效果都比不上这里所说的方式。

背部要如何拍打

帮人拍打时一定要找到适当的姿势，否则事倍功半。例如，站着拍背部效果不好，但是拍打双腿后方用站姿拍则容易出痧，趴着拍反而出痧慢。拍打肾经时，可以让被拍者采用侧卧姿或站成弓步。

拍打背部，用俯卧姿势最适合。当然，有按摩床我会首选，没有按摩床就采用站姿、弯腰或蹲姿，视拍打部位而定。这些是考虑拍打的安全性、方便性及效果而做的调整。背部拍打，可以大概分为以下几个部位。

肩胛：拍打时，被拍者俯卧或选择站姿，微前倾。

脊椎上半部：拍打时，被拍者俯卧或选择站姿，微前倾。

脊椎下半部：拍打时，被拍者选择蹲姿或站姿。

八髎穴：拍打时，被拍者俯卧或弯腰。

环跳穴：拍打时，被拍者俯卧或选择站姿。

臀部侧面两侧：拍打时，被拍者选择站姿。

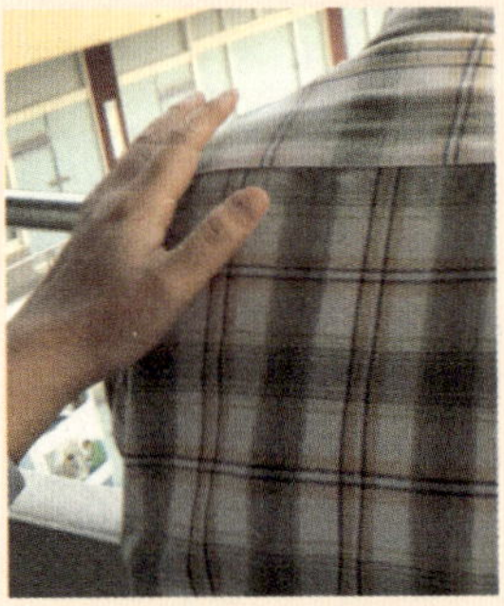

● 拍肩胛

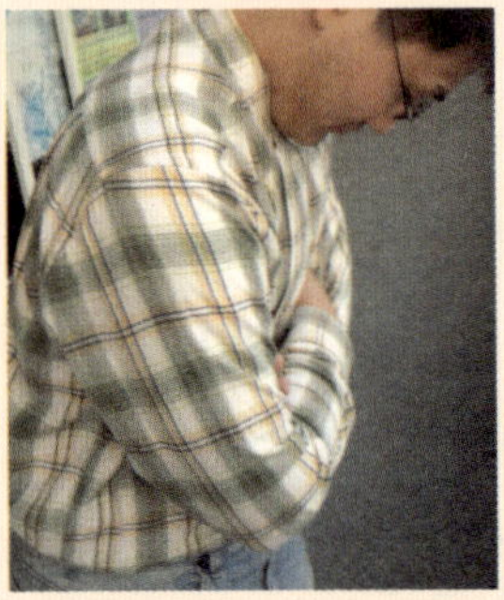

● 拍打预备姿势，被拍者双手交叉于胸前

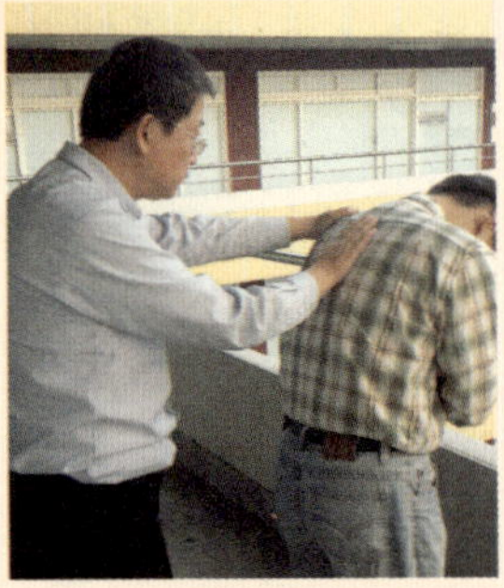

● 拍脊椎上半部

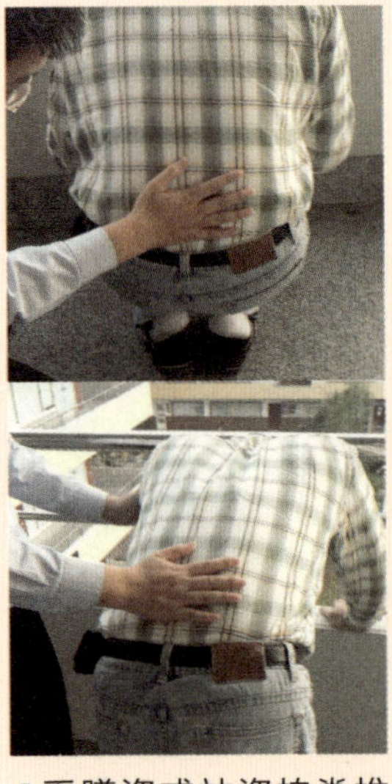

● 采蹲姿或站姿拍脊椎下半部

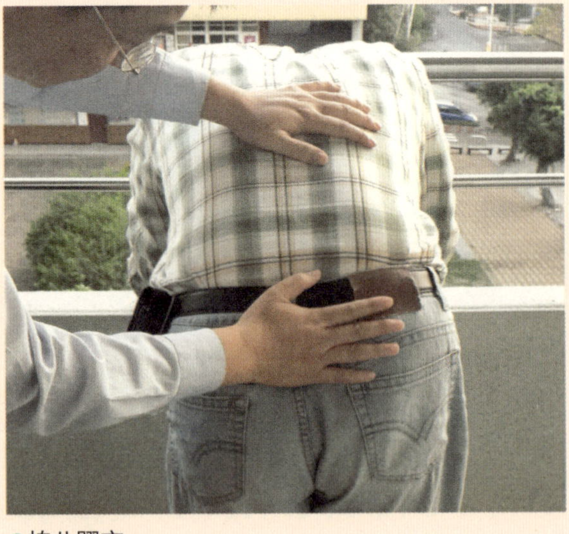

● 拍八髎穴

背部的拍打位置

背部每个部位的拍打方式略有差异，可以用手拍，也可以用拍痧板拍。如果是使用拍打工具，被拍者要穿衣服防护。

首先拍肩胛部位，拍痧板在接触身体的瞬间要贴肩胛骨，接触方式不对会拍伤骨头。如果有两组拍子，可以“左右开弓”，但大多数人只能拍一边，所以就分两次进行拍打，分别站在两侧适当位置。

接着拍脊椎上半部，也要分两次拍，从大椎穴开始拍起。如果被拍者采用站姿，双手要交叉于胸前，头略微往前。拍脊椎上半部时，脊椎两侧也要拍打。如果脊椎很突出而有拍伤之虑，可以两边分别拍，或是利用拍打工具拍脊椎，一定要以安全为第一，然后才能追求效果。拍脊椎下半部的肾脏区，用力不当可能会受伤，其余注意事项同上。

然后是拍八髎穴，此穴直接拍打就可以，只是位置在背部，自己拍不方便，这种情况就应该互拍。同样要注意，接触身体时应该完全贴平拍打区。有些人这一区的骨头会凸起，这时就要分两边拍，比如站在左边拍200下（视实际情况而定），再换右边拍200下，前提是左右手的力度要相近，不能差太多。拍打正确的话，声音很结实，效果比较明显；拍打不正确则声音松散，效果不好。这个部位请人拍比较好，但是要拍透并不容易，得多多练习（这样才能真正清理身体的积痧）。

有次参加聚会，一位已参加过两天一夜体验营的女士问我八髎穴要怎么拍，我用两支拍子合体以及手掌帮她拍，顺便也让其他人练习，每人练拍100下，光听声音就能明显地分辨拍打效果。拍出痧来之后，她直喊：“好舒服、好舒服、好舒服！”

然后再拍两侧的环跳穴及屁股中间肌肉丰厚之处。这里肉多，而现代人的生活习惯大都是坐着，容易淤积废物，所以要多拍几回。另外，还有臀部两侧，虽然不在背部，也不可忽略。整个后背（包含大腿、小腿）拍完后，要轻拍头部，最好用手轻拍。每次拍打结束前，建议轻轻拍拍头，避免出现失眠。

Part 4

拍打案例分享

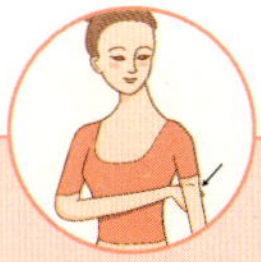
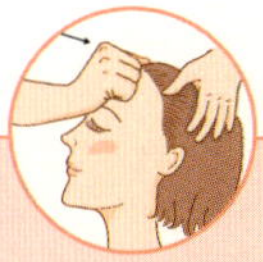
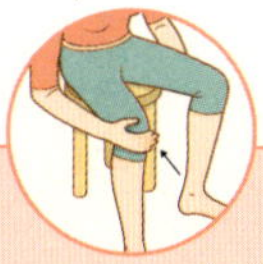
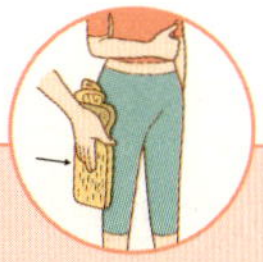
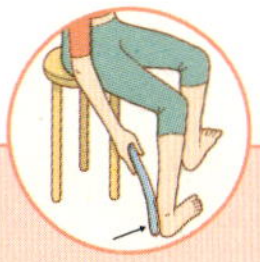

医生都不敢相信的奇迹

认识董女士的人都知道她过去身体状况有多糟。一路拉筋拍打下来，虽然没有完全好，但是相比过去，实在不可同日而语。由于她对这套方法有信心，还帮助她妹妹度过了人生中最难过的日子。

一个星期六下午，董女士忧心忡忡地对我说，她妹妹因为胰腺肿瘤开刀，躺在医院病房里，抽出来的引流水都是腐烂的臭味，问我这种情况可不可以拍打。我告诉她我不是医生，只是分享保健的方法，病情这么严重只有专业医生才能处理。然而，由于她一再强烈要求，我在仔细思考后对她说了下面的话，并一再强调只是调理。

1. 轻拍为补、重拍为泻，已经做过手术的人身体虚弱，要轻拍且拍的时间长一些。

2. 心肺功能为身体的动力来源，所以要优先拍打手肘及内关穴。

3. 因为是胰腺肿瘤，所以要拍打双腿内侧的足三阴经。

4. 等身体好一些后，最好彻底拍打一遍。

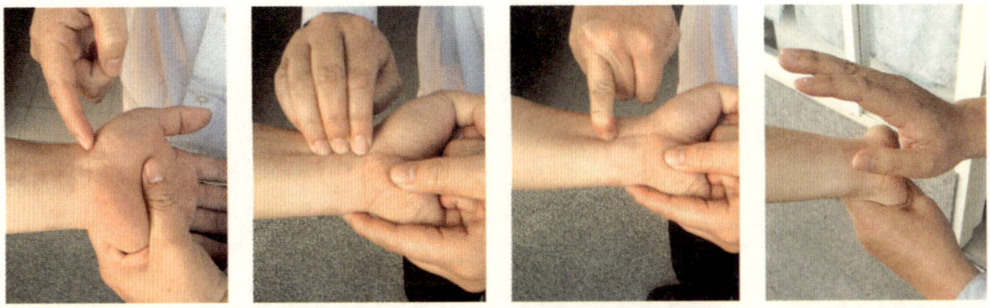

●先找掌横纹

●食指、中指、无名指这三根手指并拢，一侧对准掌横纹

●两筋中间，无名指下方大约就是内关穴的位置

●拍打内关穴的姿势

内关穴取穴与拍打法

后来我见了董女士的妹妹，并亲自帮她拍打左手内侧及左腿足三里穴，手到之处出现一片手掌大小、高约0.5厘米的痧。下面节选自董女士的亲笔来信，记述了她妹妹这一段辛苦又奇妙的抗病过程。

之前，风是我的敌人，吹到风，头就痛，夏天热到30多摄氏度，我连电风扇都不敢吹，再加上有哮喘（尤其到黄昏更严重）、痛风、荨麻疹，甚至只要在外地过夜，回到家一定不舒服一星期。所以去医院看病是家常便饭，身体时不时就跟我闹别扭，甚至影响到我的情绪。

没想到我会遇到能拯救我身体的大贵人：在好朋友的介绍下，凡夫帮我拍打了几次，加上自己也勤练拍打、拉筋，现在的我不再怕风，大江南北跑都不成问题——我因此变成乐观正面的人。

我妹妹得了罕见的胰腺良性肿瘤。这种病，女性得病率是二十五万分之一。没做手术前医生信誓旦旦地说："最多两周就可以出院了，回家一周就可以上班了。"没想到手术后的第三天遇到胰腺血管破裂，体内大出血的情况，医院发出了病危通知，半夜又紧急开刀，三天动了两次大手术。虽然我妹妹好不容易从鬼门关救回来，但情况更糟：肚子右边开个洞挂袋子（引流水之用），左边插管灌食，脖子上也接管灌食。引流水一天比一天多，医生告诉我们："三个月内引流水续流的话，要再做一次大手术，切除胰头，可能导致糖尿病，并伴随一生。不做手术的话，可能需要9~12个月才会痊愈。"我妹妹听到这里，想到一整年都无法进食，大受打击。

到了团拍那天，我把妹妹的情形告诉凡夫，他建议我轻拍妹妹的脾经、肝经、肾经和内关穴。隔天我去医院，才半个月没见，妹妹整个人都变了，仿佛是一个病入膏肓的人（她才48岁）。她见了我像孩子似的一直哭，我安慰她："我带希望来了，把眼泪擦干吧！我会陪你到出院为止。"那时对她来说，出院简直是遥不可及的事，她当然不信，一直认为自己很不幸。我安慰她说："既然老天爷送给你这门功课，看你怎么去修，从现在开始你没有悲观的权利。"

第一天拍打（早、中、晚拍打了三次），妹妹没感觉。第二天，我跟她交流，告诉她：“你心里一定要非常愉悦，抱着正面信念，拍打才会有效。”第三天拍打后就有效果了，我们两人都非常高兴。

第四天拍打时，妹妹一直吐，我高兴地说：“这是气冲病灶，好现象！”第五天，引流水没有味道了（先前如动物尸臭味），粪便也由水状变成条状。第六天，医生来巡房说：“姐姐来就是不一样，你的气色变好，心情也开朗了！引流水少了，没味道了，可以过滤再灌回去。”

我妹妹住院时的体重本来是40千克，我在医院陪她两周后，她胖了2千克，气色非常红润。她在医院住了两个多月没有进食任何食物和水，全都用灌食。出院后，引流水又有所增加，我就帮她勤拍打，加上早中晚站桩（她的体力只能站5分钟）。

回家后第九天引流水就没了，我说先连续观察三天再说，后来三天真的没流了。我们打电话问医生，医生不敢相信，叫我们赶快回去复诊（本来复诊是一个月后）。医生做了B超，结果胰腺内部是干燥的，当天就把管子和引流带全拆掉了，说我妹妹可以进食了。医生说：“这是长期抗战病，能好成这样，真不可思议。”显然，医生既意外又高兴。

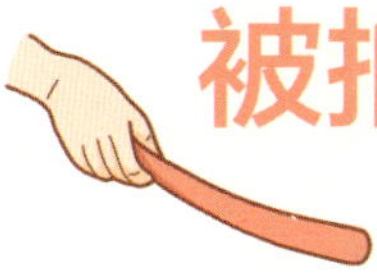

被拍打后心中充满了幸福感

这是网友Lilianna的经验分享，她把被拍打的感觉与身体反应描写得很生动，仿佛昨日重现，带我重回那天的拍打现场。她自己也勤拍勤拉筋，对自身的健康十分重视。

聊聊最近被拍的经历，部分群友可能需要条小手帕：不是用来擦感动的泪水，而是擦羡慕的口水。原因是我在三星期内被凡夫先生拍打了两次，机会难得，不好意思。

拍打当天，凡夫先生一边讲解十二条经络、通用部位和八虚等知识，一边找人进行示范，并且不同的部位换了不同人来拍。只要凡夫先生一问："有哪位要来试试?"就看到大家都迅速举手，气氛热烈，被拍的人从10下到50下不等，当然所拍之处无处不飞痧。印象深刻的是，一位刚下飞机直接过来的女士，她要凡夫先生不用客气地帮她拍头。据她后来的分享，从国外回来之后几天都没出现时差问题。

当天我请凡夫先生帮我拍右肩50下，被拍时有轻微痛感，出了紫黑痧。凡夫先生的手掌像高温烧烫的铁砂掌，拍完，我感觉右肩到右胸气血温暖流动着，直到一星期后右肩的温暖感还在。

隔了约三星期，我再找凡夫先生拍打。当天他先用手拍我的整只右手，但没出什么痧（完全无痛感，通则不痛非常明显），只有手背处有一个大包；换左腿，膝盖也出了几个小包，接下来的委中穴和大腿一整圈就精彩了，从正面的胃经到外侧的胆经、内侧的肝脾肾经，再至后面的膀胱经，全是乌龟壳般摸不到底的深层肿痧。

接下来左右肩膀也拍出了痧，拍大椎穴时莫名鼻酸流泪，心里不想流泪却无法控制。凡夫先生当时问我是不是想唱歌？眼泪鼻涕齐飞的我没空唱啊。从开始到现在，拉筋拍打一年了，从没在拍打时流泪过。轻拍头时，凡夫先生嘴里念念有词，像在数数，拍完后我脑中一片空白，说谢谢老师，回过神时想起凡夫先生不习惯被称老师，又改口说谢谢先生。那天被拍打了将近一小时吧，心中充满无限幸福感，也许我拍打一个月都没有凡夫先生拍打一小时这样的效果。

到家之后胃口不好，隔两小时洗澡时想呕吐，干呕几声没吐出来，没在意。晚上自己检查战果，右手痧痕极少，但做Y式拉筋时右肩肿到没办法向后伸直，左腿则依然比右腿粗了一大圈。隔天退痧时，黑紫红，可以说五彩缤纷，但正前方胃经处有一片像湿疹的白痧，奇痒无比，自己拍至不痒。紫黑色的地方也轻拍，慢慢转红色，只一星期就几乎退干净了。我说这些，是希望拍打新手别害怕，单纯的拉拍路上，身体发生的变化都只是过程！

那天当VIP的享受终生难忘，只是辛苦凡夫先生“海扁”我一顿，而且我多么希望见我一次“扁”一次啊！

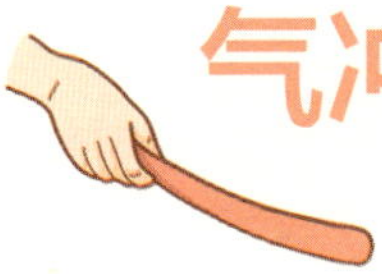

气冲病灶的经验分享

这是在高雄拉筋拍打聚会结束后发生的事，本来是我单独处理，后来看方圆的气冲病灶比较严重，又顾虑到晚上还有别的班要上课，于是请圣伯和星宏来帮忙。

我们帮方圆拍打手阳明大肠经，可将身体里的大量寒气释放出来。当事人方圆的感受是，脏腑是热的，手脚末端是冰冷的。必须强调的是，方圆认同拍打这个方法，自诉“拍不出来”，而且身体健康状态仍然有很大的改善空间，所以我才认真地帮忙拍打，出痧过程真的很痛。事后，方圆写了一篇详细的分享文章（见下文）。

我的心脏有轻微的二尖瓣脱垂毛病，那是大约十年前，因为早上起床觉得胸口痛，去医院检查时医生告诉我的。我一直很少吃药，后来换了工作，症状就缓解了。直到这两年来，感觉舌头变胖之后，心脏功能似乎也变差了，连上楼走路都会喘。

这两年我感觉舌头一直是胖的，有白舌苔，舌边有齿痕。胖胖的舌头常让我出现说话大舌头的情况，晚上不容易入睡、还多梦、口干舌燥、多汗，喝再多水都感觉不解渴。天热时，我常打生苦瓜汁和生青草汁喝，症状并没有改善，体质变得更虚寒。偶尔还会心悸，我经常喘得说不上话。吃了两个月中药，状况没改善就放弃了。刚好逛到了这个社团，心想试试看好了，就这样踏上了拉拍之路。

开始时，我自己在家拍过一次，觉得不错，就想带妈妈去高雄试试看。妈妈因为骑车摔倒了，手受伤，治疗后效果不好。第一次去到高雄的拉拍现场，凡夫老师跟刘老师帮妈妈拍完原本举不高的手后，妈妈手的症状有明显改善。妈妈很高兴，我也觉得好像真的不错，有效果。

过了几天后，第一次让凡夫老师帮我拍大腿内侧的脾经，拍完一整片的紫黑色。拍打时真的很痛，而且一直打嗝，但拍完身心舒畅。过了近20天，在台南的同义宫拍打场，凡夫老师又帮我拍了肩颈和头部，过程中也是一直狂打嗝，但拍完了，身心愉快。隔天，我和妈妈又去高雄。这次是刘老师帮我拍了膝盖后面和脚掌，刘老师力度很大，拍了十来下我就跳起来哇哇叫。要提一句，刘老师教的赤脚走路很管用，走10分钟会全身发热，这时候再来拍打就不那么痛了。

接下来那一场的拍打，气冲病灶就意外降临了。那天，凡夫老师问我哪里不舒服。我说了身体的症状后，老师说是脾湿，脾经堵塞住了，帮我拍了大腿内侧。我又说有时会心悸，老师又帮拍左手腕和左手外侧。过程中我一直狂打嗝，渐渐觉得身子发冷，人有点发抖。原本我不知道是气冲病灶，凡夫老师看我脸色不对，要我移到里面较暖和的地方，继续帮我拍。

凡夫老师招手叫黄老师过来帮忙拍。原本黄老师建议让我喝口姜枣茶，但刘老师说暂时不要，过了一会儿，刘老师也过来帮拍脚背。

气冲病灶当时的感觉是：身体从气冲病灶开始到结束，一直是温暖的。气冲病灶过程中，人并不会觉得难受，老师们一直很留意我的身体状况，所以我并不担心。后来，黄老师让我喝口姜枣茶含着，但我不小心咽了，感觉又冷起来了，黄老师接着帮我拍背，过一会儿身子开始暖和。黄老师接着又按了头后面的原始点，按头左边，左手就又发冷，按头右边换右手冷。

最后，我能感受的气是温暖的、柔和的。

黄老师跟凡夫老师在我气冲病灶时，给我的能量是安定的，让我很放心，感谢三位老师。气冲病灶结束后，走出高雄会场门口，我觉得脚步轻飘飘的，全身好放松，想往上飞起来。没想到，身轻如燕也可以用在我身上（不是指身材，大家别笑）。

再来说说我的身体有哪些改善：①气冲病灶完的隔天早上，脸色较亮白，手指甲很光滑，指甲是有元气的粉红色。②我生理期原本是7天，这两年延长至10天，拉拍之后生理期由10天减到八九天，缩短了天数，期待这个月能回到7天。③经期时我会全身水肿，感觉腹部比我弟媳怀孕5个月的肚子还大，现在症状有所改善了。④拍打出痧的地方，痧退了，皮肤会变得比较紧实，以前穿不下的裤子，现在可以穿了。⑤有次心脏不舒服，喘得我连话都快说不出来，想起了黄老师说的拍打法，我就拍左手的心包经，拍20~30分钟，不舒服的症状就缓解了。自己的身体得到了印证，让我对拉拍更有信心。

补充：方圆的妈妈左手举不起来，我之前帮她拍过一次肩膀，因为当时刚接触拍打拉筋，所以只轻轻拍了100下。第二次帮她拍时，她说："虽然上回有改善，但手还不能完全举起来，怎么办？"怎么办，就放手拍啊。一个位置200下。当然，平常还得做些温和的关节操，避免再次"卡关"。每次碰到"拍不出痧"的朋友，我都想试试，看看真的假的，通常结果都是轻拍了几下或十几下就狂出痧，追根究底，还是太怕痛了。

台南拉筋拍打两天一夜体验营经验分享

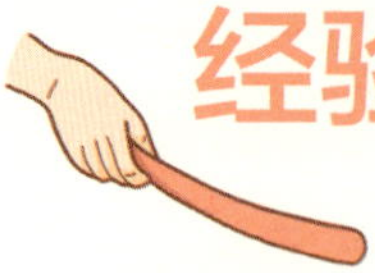

我参加这个活动时，遇到了一个癫痫的情况。体验营有个行程是多拍一：一人趴在按摩床上，由其他人站在两边拍打。不过这种活动也有困难，比如那么多人拍，动作想要一致就有难度，有些人没有节奏感，就不适合团拍。我没加入这个活动，因为前一天拍得太过头了，这一天只打算开口，不打算动手。第一轮大家都拍得很欢乐，不知是第二轮还是第三轮时，换了A君上去接受“洗礼”，一开始大家高高兴兴地拍，有说有笑也有哀号。但忽然间，一群人面露恐惧，动作停了下来，不知该如何是好。

我隐约听到有人说气冲病灶，前后大概思索了两秒钟就冲了过去，握住A君的左手开始拍内关穴，右手则是圣伯在拍，后来又加了两个年轻人拍脚背。以下是当天的过程还原。

A君口里有些白沫，似乎在流泪，又似乎在忍耐，双手苍白、又凉又僵硬，脚也是如此。当时我专心拍内关穴，无暇顾及脚。当时情况有些惊险，据说他有癫痫病史。事后回想，应该是气血循环冲击了病灶，身体认为释放瘀痧的时机到了，但是状况的确有点吓人。

为了统一拍打速度，我请台南聚会点的负责人喊“一二三四”，她本身对气极为敏感，让她从头喊到尾，实在难为她。拍了几分钟后，我因为还要主持下一阶段的活动，其实不应该再拍了，但又不忍心不管，所以还是继续拍下去。

拍到十来分钟后，A君开始释放寒气，喊口号的那位女士比手势说，A君没有大问题了。谢天谢地，终于安心了！但是他的手掌还是冰的，因此仍然需要持续不停地拍。大约拍到20分钟时，高雄的曾师兄也进来帮忙拍打，他记得更多穴位及穴位功效，只记得他说要拍阳陵泉穴（避免抽筋）及复溜穴（让凝滞的气重新流动）。

另外，一开始惊慌失措的学员们又逐渐聚拢了过来，一方面观摩，一方面为A君打气加油，场面非常感人！我一直拍到A君的掌心、手背都发热才换手。没多久，A君就逐渐清醒，其他人则帮忙拿红外线灯照射他的肚脐。过了几分钟后他坐起来喝水，再过几分钟，他已经能够自己在太阳底下走路了。以发作情形来看，他其实不算严重。

所以，整个过程一波三折，算是一次非常有意义的教学观摩，大家都学会了不要冷漠，学会了关心，相信也在学员的心中留下了深刻而难以磨灭的印象。

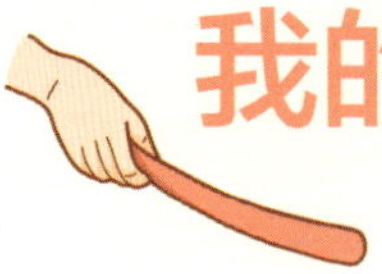

我的拍打经历和感受

这是网友“若兰如风”寻找健康的经历，也许您就是下一位自愈见证人！

可能是自己历来多病的缘故，所以对与自己疾病治疗有关的方法，我都格外关注。我曾是那种大病没有、小病不断的人。就是这些小毛病，让我心烦意乱，脾气暴躁。多年来，鼻炎、肩周炎、失眠、眼睛干涩等毛病一直困扰着我——都是一些不要命却让你整日不得安宁的毛病。因为这些病，我的脾气越来越差，常常无缘无故发脾气，以致单位的人都知道我脾气坏。尽管我也尽量克服，但仍免不了得罪人。为了治好这些病，我想尽了办法。

接触拍打是一次偶然的机会。当时我的鼻炎症状看起来并不严重：不流鼻涕、不鼻塞，却常常感到头晕，思路不清晰，大脑一片混沌。只要一犯病，什么事也不想做，而且记忆力越来越差。但是，我在办公室工作，丢三落四是大忌。我拜访过很多医生，吃过很多药，都只是管当时。一次在网络上看到关于拍打调理鼻炎的方法，我抱着试试看的心情，晚上坐在床上拍了近一个小时，没想到一拍即灵，当时就感觉很好，之后一直坚持，居然头晕的毛病再没犯过。

有了调理鼻炎的经验，我又把自己其他病的病名在网络上搜寻了一下，无意间知道了拍打法，我如获至宝，也就是从那时起学到了更多关于拍打调理的方法。经群友介绍，我加入了“凡人凡心浮生记群”“揉脐拍打拉筋群”。自从加入这些群之后，只要有空我就查看聊天记录，了解一些拍打知识。我觉得这些群太好了，不仅让我学到了很多养生保健的知识，而且还能净化心灵。

我的肩周炎折磨了我近十年时间，只要背部冷、肩部不舒服，就引起头痛。说头痛，其实是太阳穴至肩部、手臂至肩胛骨那一部分，只要一痛起来，连觉也别想睡。我试过“撞墙功”，有一定的效果，但仍不能彻底治好。后来在群里看到可以拍打，可能是痛怕了，我第一次就拍了1小时，开始用拍痧板拍，感觉没力，最后就叫老公用擀面杖拍打，我叫老公别怕，只管拍，拍打了半小时，疼痛居然减轻了不少。最后我又配合拉筋，虽然没有彻底解决头痛，但已经让我感到“欢欣鼓舞”了，我现在仍然在坚持拍打。

由于病症多，被折磨得太久，所以有了一次成功的经验后，我就不再放过其他病的拍打调理。后来在群里又看到拍打调理失眠的方法，拍打手臂后有一定的效果，仍不彻底，我又请教曹老师，把两只手臂拍了个透，睡眠一下子就好了很多。我按照老师们的指导，拍打了膝盖、胆经、足三里穴、三阴交穴等，可以说身上前前后后几乎全拍完了。

有一次，一个同事因为胆结石痛得在床上打滚，脸都发白了。我当时就通过手机问凡夫老师止痛的方法，并按照老师教的方法，使劲拍同事的胆经，不知是药物作用还是拍打起了作用，我拍了一会儿，同事的症状有所减轻。当时凡夫老师说了几种，我只记住了拍打胆经。本打算按照凡夫老师的要求，把这些方法整理一下发到论坛里，由于当时急，是通过手机问的，可能我的手机太旧，也可能是时间太久，聊天记录找不到了。还有一次，一位同事拉肚子，拉了三天，一点精神都没有，我在群里问了阿强老师拍打的方法，他叫我拍打足三里穴。我当时忙，就把足三里穴的位置告诉她，叫她自己拍，没想到拍了之后就好了。

我曾回家给公公、婆婆拍过胆经，公公大腿外侧冷的毛病得到缓解，但也是因为怕痛，他不再让我拍了。老公有肾结石，打算利用春节假期给他调治，但还没有具体实施，就还不知效果。

再具体说些拍打过程的经验总结。首先，拍打的部位一次不要过多，否则会引起疲劳。我表哥有失眠的毛病，我给他拍了两手臂，他足足有两天时间感觉疲倦，但效果还是不错的。拍的过程中会有一些反应，一定要正确对待，只要坚持拍打下去，就一定会取得效果。拍打改变了我的睡眠状况，现在我精神也好，天天心情愉快，脾气也好了。感谢凡夫等老师们，感谢所有的群友。

晕车也能通过拍打缓解

晕车，不少人都有这种经历，也不算是什么致命的毛病，但像柳柳这么严重的晕车比较少见。拍打有助于缓解晕车的症状。只是，简单的手法常常令人难以置信，所以再说一次，这是方法而非魔法！

大家好！我叫柳柳，53岁。从懂事开始我就知道晕车的滋味，而且随着年龄增长越来越严重，每次坐车出远门都要吃晕车药，不吃的话就会一直恶心，头疼头昏，冒冷汗，时间长了就会呕吐。下车后又是头昏脑胀、头重脚轻、糊里糊涂，游玩起来很不开心。

机缘巧合之下，我来到了凡夫QQ群，得到了群主的指导和大家的帮助，开始了拍打拉筋的健身方法。两个多月后，我开始了一段旅程，从柳州出发，经过南宁、青岛、烟台、威海，到达大连；期间乘坐了汽车、火车、轮船、飞机等交通工具。在这8天的旅行当中、遵循凡夫群主的“坐车前拍打内关穴事半功倍，下车后拍打手肘、脚背、头部”的原则，每次上车前便拍打双手内关穴各200下，有时在车上头晕头痛得厉害，就马上再拍打双手肘各200下，然后拍头部各部位200下，这样在车上就坚持了下来。至于脚背，从大连飞南宁时，需要4个多小时，所以在飞机上加强拍脚背一次。在这8天的行程当中，我没吃一粒晕车药，也没吃一包头痛散，这在以往是不可能的事。

在此，柳柳非常非常感谢我们的凡夫群主和大家，让我摆脱了吃晕车药和头痛药的困扰，感谢群主提供了一个这么好的平台，为我和大家的身心健康保驾护航。我会继续向大家学习。为了我们的健康，拍打拉筋，一起行动起来吧！

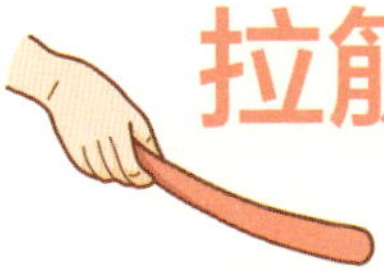

拉筋拍打带给我的人生体悟

群友“蓝天科技”的性格很直白，也很善良，以下他所表达的内容，可能有人不会完全同意，但是其中的真诚，相信读者都能感受得到。他原本对养生一窍不通，但在接触拉筋拍打后，不仅身体变好了，对待生活及人生的心态也发生了改变。

我去上海参加上海养生群聚会。这次聚会创下了上海养生群活动参加人数最多，外省新人来得最多的纪录。我是新人里唯一的男性，这次聚会每一位陪练都付出不少，尽力指导新人。感谢松江刘、杨浦静两位陪练姐姐替我拍打委中穴，回来才知道，两位姐姐和我同龄，都比我大一个月。还要感谢加菲老师给我做了原始点按摩。这次聚会以拍打为主：自己拍打，陪练传授拍打的方法并帮拍。活动现场演示了卧式拉筋、原始点按摩、扭腰功，中午打坐休息、辟谷，但提供姜枣茶。

参加聚会后的反思：为什么很多人反映养生后身体反而越差？不想不知道，一想就发现了许多问题。

其实养生方法很多，找到一两种适合自己的养生方法，并能够长期坚持下去才会有收获。要想身体好，其实很简单，首先要心态好，不要有贪念和妄想，不要把自己完成不了或超过自己承受能力的事情强加给自己。心态好就没有烦恼，平凡的日子开心过。其次就是良好的生活习惯，包含适当的睡眠习惯和合理的饮食习惯。

在人生的旅途中学会多宽容他人，多看到他人的优点，弥补自己的缺点，提高自己的涵养，学会感恩与助人。健康的身体很重要，健康的心灵更重要！以下是我的心得整理。

认识自我： 既然加入养生的行列，就要真正去接受自己，了解自己，包容自己，找到自己身体不好的根源，寻找解决的方法。我们生活在现实社会里，每天都要工作、学习、生活。每个人生活的环境都不一样，感受的生活压力也不一样，为了自己能够生活得更好，更健康，就要合理安排好自己的时间，适时调整自己的心态。

量力而行：现实生活中，有些事情，无论自己怎么努力都不可能做到。所以不要为难自己！养生也是一样，不一定坚持做得多、做得时间长就一定好。做任何事情总是相对的，饭吃七八成饱，那么养生最多做七分就好，要保持收支平衡，过犹不及。水滴石穿，细水长流，把最简单的养生方法一直坚持下去，做到极致，同样有意想不到的效果。

循序渐进：养生是生活的一部分，不是生活的全部。不要把养生当作生活中的负担。开心养生，坚持就好，没有谁规定每天不能休息，必须天天做多少任务。养生要根据自己的身体状况，适当休息和调整是为了更好的进步和提高！养生的过程中身体会出现多次起伏、修复，只要不放弃，坚持适合自己的养生方法，合理地长期坚持不懈努力，相信每个有缘的养生朋友都会拥有健康的明天！

健康道理很简单，懂的人却很少。自己的健康掌握在自己手里，不在医生手里，平时注意调整自己的休息时间，养成良好的生活习惯，把复杂的事情简单化，学会感恩和包容，放下不属于自己的任何东西，开心过好每一天就足够了。恶意透支身体，身体当然不好了，想明白了，健康真的好简单。因为本人懂的东西太少，养生600多天，这些都是个人的一点感想而已，希望能够帮到初学的朋友。

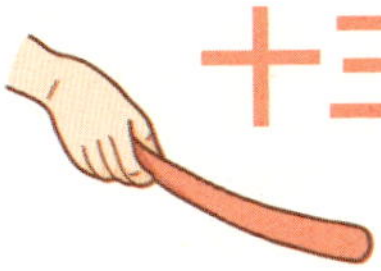

十三年抗宫血的心酸纪实

宫血症全称是“功能性子宫出血症”，是一个之前我不曾听过的病名。多多很年轻，但是经历却让人感慨颇多，坎坷的人生就隐藏在短短的几句话里，只有亲身经历的人才能明白其中滋味。她的例子很能鼓励旁人：别再呻吟，正视问题，解决问题，才是该做的事。

我从小身体不好，13岁以后，我的月经从来没正常过。我那时人小又傻，父母也不懂这些常识，盲目地听医生的话，说我这病是青春期刚开始发育，卵巢功能不全，就像小孩子走路一样，刚开始不稳定，等过两三年自然就正常了。我听信医生的话，耽误了治病时间，直到15岁那年，才意识到月经的重要性，开始每个月跑医院。最痛苦的是查不出致病原因，就这样吃药正常，一旦不吃药月经就像打开水龙头的水一样，量多得出奇。

后来，我切除了甲状腺瘤，终身患有甲状腺功能减退症，医生说我的月经跟甲状腺功能减退症有关。我吃了四个月中药，月经正常了一年，本来以为从此摆脱痛苦，但一年后宫血症又复发，而且还变本加厉。

3年后，我结婚了。由于这病无法过正常的夫妻生活，更不用说怀孕生孩子了。背负着沉重压力的我，2年后去做刮宫手术止血，但是手术十天后又复发，我情绪近乎崩溃。

因为这病还引发了很多炎症：子宫内膜炎、子宫颈炎，吃过很多药，还得了肠胃病，甚至曾经想一死了之。半年后，我又做了一次刮宫手术，十天后宫血症又复发，我就想：难道这是不死的癌症——死又死不了，治又治不好。我就不能做一个正常的女人吗？

在我绝望之时，一次偶然的机会上网查宫血症，发现有人说艾灸可以调治宫血，于是我开始查艾灸到底是什么。在网上看到有个叫单桂敏的人写的博客，里面有很多和我同病的文章。我翻看她的博客，下定决心，要和这病来个决战：不管三七二十一，马上去药店买艾条，当天就按照她所说的穴位：中脘穴、肚脐、关元穴、子宫穴、归来穴、八髎穴、足三里穴、三阴交穴，按照顺序，每个穴位灸20分钟，每天一次下来要灸3个多小时。

坚持半年去医院复查，医生都不敢相信宫血症有所改善。但好景不长，因为种种原因，心情、睡眠都受到影响，一年之后宫血症又复发。

前几个月进入凡夫群学习，凡夫老师细心回答，还以我的情况讲了牧羊人的故事。从此我明白复发的一个原因就是，我总是生活在悲伤愤恨之中，累积情绪不懂得释放，压抑自己，影响身体。俗话说气大伤肝，我怎么会有正常的月经呢?

所以要对自己好一点，想要别人对你好，就自己先对自己好，活在当下，做个快乐的人。这三个月以来，不管遇到什么事情，我每天都过得很潇洒快活，这本该属于我的生活，我要好好享受，不再整天生活在悲愤中。

在凡夫群里我还知道了拉筋、拍打、长期慢跑等调理方式。拉筋可以调理痛经，我买了个立式拉筋板，由每天第一卡格20分钟，到每天第三卡格20分钟，还卧拉，虽然暂时没有拉筋凳，每次只能靠墙壁拉5分钟，但我坚持得不错。不知道是拉筋显著还是心理作用，拉筋一个月后，第一次经期没有出现痛经症状。凡夫老师还建议长期慢跑，他认为这样可以改善失眠。我每天慢跑1小时，一段时间后效果显著：现在变成“睡多多”了。而且心情不好时，慢跑可以让人开心。

原本我还有过敏性鼻炎，艾灸之后缓解，但是没有根治。自从慢跑后感觉鼻子特别通畅，贵在坚持，心态好，一切好。而且我还要感谢这病，如果不是因为这病，我还不懂得养生，就不会有机会遇到这么多珍贵的养生朋友。感谢一切，感谢所有关心我、爱我的人，感谢家人，让我开始过上幸福快乐的生活。

补充：我这个牧羊人的故事是这样的（角色介绍：羊代表“血”、羊圈代表“肝”、牧羊人代表“脾”、牧场主人代表“自己”）。牧场主人的牧场里圈养了很多羊，并且请了专门的牧羊人管理。有一天，羊群中忽然起了骚动，没多久羊群开始往外冲。虽然牧羊人很优秀，也很尽责，却无法应付这些疯狂的羊，只见羊一只只冲出羊圈，牧场主人为此烦恼不已。牧场主人如何才能管好羊群呢？答案可能是这几种情况：①查明骚动的原因。②用更坚固的羊圈。③换个更厉害的牧羊人。④其他。我个人认为最重要的是查明原因，否则会永远在羊圈门口想办法不让羊出去，总有失效的一天。那什么原因会使羊群骚动，而不愿意待在羊圈里呢？这个问题就是在问，肝不藏血的原因是什么。

加固羊圈好比加强锻炼，可以降低发生的机会，但是源头没处理好还是可能产生问题。和肝有关的情绪问题，不外乎生气，尤其是生闷气。所以才会说一切问题的根源在于不流动，执着过去的悲伤、愤恨、懊悔、紧张等情绪，就像是不流动的水，会产生什么样的后果呢？

情绪本身源于自然并没有问题，但不流动的、紧锁的情绪就有问题了。累积的情绪最后总会显现在身体的某个层面或部位，而我们却总是在羊圈出口想办法捉住羊。那么，该如何处理不会流动的“喜怒忧思悲恐惊”这些情绪呢？请记住：“说出，是释放的开始！觉察，是改变的开始！带着觉察说出，是扬升的开始！”

幸福悄悄来临：水月的健康自愈之路

何谓幸福？每个人心中的答案不尽相同。在我的思维定义中，幸福就是一种知足和感恩。它源自“我”对现实生活和自我现状的面对、承认、接纳、正视、肯定和欣赏。幸福来之不易，但却真实不虚地降临在我的面前——那份期盼已久的自信，在我愿意为自己的生命全权负责的那一天起，慢慢生根、发芽、开花、结果了。

说起“生命”两个字，就要谈谈我的身体。高考那年，我是班上唯一各项体检指标全线达优的女生，最终被警校录取，毕业后被分配到派出所工作。基层工作繁琐而忙碌，经常熬夜加班。由于长期处在高强度、高指标、高负荷的高压态势下，长期累积的疲惫、紧张甚至恐惧，让我深感力不从心。

工作15年后，我体检时被发现甲状腺功能异常，诊断为桥本氏甲状腺炎，并伴随甲状腺结节。随后被医生告知必须每天服药，补充甲状腺激素，并三个月到医院做一次检查，从此便踏上了一条梦魇般的不归路。工作、医院、体检，年复一年，日复一日，身体依然没有好转迹象。

2年后，我出现严重的痛经、子宫内膜异位、左侧卵巢囊肿，每次月经都如临大敌，用撕心裂肺来形容腹痛一点不为过，这一切把我折磨得死去活来。又过了2年，卵巢囊肿已经大到8.6厘米，当时我听从医生处置，进行了手术。万幸的是，病理切片报告是良性肿瘤。

但是噩梦还未结束，紧接着颈椎增生变形、高血压、糖尿病等又陆续而至。近二十年基层一线女警的艰辛和劳累，恐惧和担忧一并向我袭来，几乎一夜之间就能把我压垮。连续服用各种药物半年之后，我开始抗拒：难道我的余生就要这样伴随大把药物过日子吗？这样的生活还谈什么品质？

经过一番痛苦的挣扎，内心终于发出最后的呐喊："我不要这样的生活，我要改变，彻底改变！"于是我申请换工作单位，开始有时间反思我的人生轨迹。后来陆续接触了针灸、艾灸、推拿、刮痧等一些中医外治方法。直到4年后偶遇拍打拉筋，从此开启我人生自主的自愈之路，幸福也像花儿一样慢慢绽放。就像每天需要吃饭睡觉一样，我把拍打拉筋彻底融入了我的生活。

头两年我几乎天天坚持，每天至少拍打一个通用部位，拍半小时左右，另外每条腿拉筋从3分钟开始循序渐进发展到半小时。经过半年多坚持，我的身体状况明显改善。当我深刻地体会到自己的身体越发好转的时候，那种感恩和喜悦真是无以言表。值得一提的是，每年4月份之前，我们单位都要做一次医药费统计报销，以前我是报销大户。但学会拍打拉筋以后，文员打电话问我要医药费单子时，我告诉她我没有，她非常惊讶："真的吗？一张都没有吗？"我回答："是的，一张都没有。"

就这样过了2年，我又万分有幸地加入凡夫QQ群，从身心灵各方面学习和交流养生的方法。凡夫群主的大智大慧、大爱仁慈深深地感染着我，其平和、幽默、智慧、博学、宽容，是我人生课堂里难得一遇、值得敬仰的导师。感谢他的一路引领，让我对生命的本质有了更深刻的领悟。凡夫群宣导的养生必先养心，身心同治的理念，结合拍打拉筋、平甩、慢跑等方法，与《黄帝内经》所陈述的"调心为上、外治为主、辅以食疗、最后用药"的精髓别无二致。这一年多来，心灵的成长，是我在凡夫群学习的最大收获。

凡夫说："简单的事情做到极致，也可能产生无与伦比的威力。"这些我已经深深体会。同时我也懂得了每一个生命都是值得被尊重的，每一个个体都是独特而非完美的。我想，快乐的心境可以来自路边的一朵小花，也可以是窗外的一片绿叶、抬头时的一朵白云、低首时的一池清水，所谓诗一般的生活就在眼前。这就是我所追求的幸福，纯粹而平静，它已悄悄来临。

水月于上海

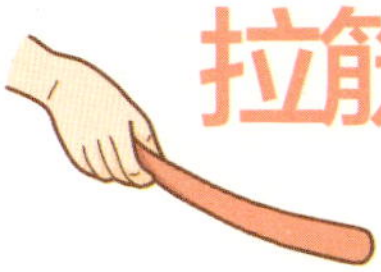

拉筋拍打的功效，真的不是神话

这是一位经历过一段艰辛历程的黄女士所写的分享文，内容真挚感人！

我的先生不抽烟、不喝酒、不嚼槟榔，但是41岁的他得了口腔癌，最后因呼吸衰竭过世。在那段心痛的日子，我看着王凤仪老人的言行录，明白病由心造的来由而受益良多。后来我也体会到，只是调心能做到治愈重病的人并不多，难怪老祖宗在调心为上后还要加上外治为主，辅以食疗……

在这段姻缘过后，我一直在寻求一个能普及并且简单的健康之道，后来我接触到萧老师的拉筋拍打。看着老师的求医之道，令人向往又赞叹，博客上的一篇篇文章，常使我热泪盈眶。后来我就买了拉筋凳开始好好地自我调治一番，加上高雄多位师兄的教导，我也踏上了“医行天下”的这条路！

我在家里成立了一个互拍聚会点。可我毕竟经验浅薄，底气不足，甚至还傻想，我怎么没什么大病……这时老天就送来了增加我信心的礼物——跟萧老师分享。

我女儿一岁半时发生较严重的烫伤，在我还没接触拉筋拍打前，她4岁就到医院做了疤痕重建手术。医生建议植入组织扩张器（俗称水球），预计6个月后能撑出足够的皮来做这个手术，但过程不顺利，这半年女儿住了六次院，做了四次手术才完成。我女儿本是健康的孩子，很少生病，我本身就不吃药，喜欢自然疗法。她出生后也极少吃药，但经过这一关后她原本热乎的手脚变冷了，明亮的大眼睛有了眼袋，眼四周有了青筋……

女儿每天看着我努力抽空拉筋，她也很想试试，可总是几分钟就大叫着逃开，筋比我这个妈还紧。有一天，在我的引导下，女儿坚持了每只脚拉筋10分钟，结果第二天一早起床，女儿就发烧了，一烧烧到40℃，我问她哪里不舒服，她只说头晕想睡觉，其他都没有不舒服。我心里还是有点忐忑不安，请教了高雄的黄圣博师兄，帮女儿拍手肘内侧，出了些痧后她就不让拍了。我心想：她这是排毒吗？昨晚每只脚拉筋10分钟就启动了她的自愈力，把她这半年来体内积聚的毒素给排出来了？女儿昏睡了一天，后来我帮她泡温水澡并再一次拉筋，当晚她就完全退烧了。这一天一夜的过程，我只能说拉筋启动自愈力，实在太棒了！

互拍点成立后，拉筋拍打社团的朋友找到了这个点，第一天上完课后，隔天就有一位年轻女孩雅岚跟我在线聊天，说她参加喜宴时上厕所出来，看到一群人围着一个昏倒的老太太，大家掐人中等，用了很多办法都叫不醒老太太。我们这位见义勇为的雅岚二话不说拉起老太太的手，往手肘内侧拍下去，没几分钟出了青包，老太太就醒了，小声喊痛。雅岚因她学了拍打而帮了老太太感到很高兴，甚至可以说很兴奋。我也真的很高兴，因为互拍学习能帮人。

另外，拉筋拍打社团的一对姐妹带着患有喉癌的父亲来到我家，这位父亲两年前被医生确诊为喉癌，有四颗肿瘤环绕，他采用原始点的方式治疗了两年，后来想了解拉筋拍打。看着这位病虚无力的父亲，我想到丈夫生病时的情形，便竭尽所能，向他们详细讲解拉筋拍打的相关知识。这位父亲在我的鼓励下尝试拉筋，不用说，当然筋缩得厉害，可他还是很勇敢地撑完了10分钟。后来再跟他介绍拍打疗法。拍打时，他每隔几分钟就要吐一口血色浓痰，带着浓浓的味道。我尝试帮他先轻拍手肘内侧，两边都出了痧，后来他觉得比较舒服。自那以后，他们回家后每天都会坚持拍打手部。

我相信一定还会有更多的好故事在各地发生，我很高兴，也很感恩有缘能接触到萧老师推广的拉筋拍打。一切尽在不言中，感谢萧老师。

专题 凡夫针对拍打的问与答

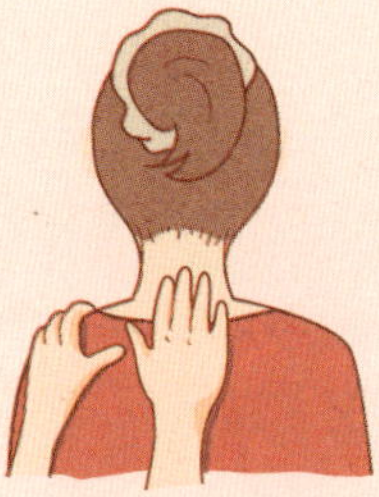

问：什么是通用部位，通用部位和八虚有什么不同？

答：通用部位包括肘、腕、膝、踝关节，以及手掌、脚掌、内踝、外踝等。而八虚则是指人体的“窝”，即腋窝、肘窝、腘窝、髀窝（腹股沟）。

问：为什么要拍通用部位？

答：因为这些位置经络穴位很密集，拍打效率高，可以调理很多毛病。若能拍打彻底，可以避免严重的气冲病灶问题，所以拍通用部位适合初学者，以及平常保健养生用。

问：只拍通用部位可以吗？

答：可以，但是效果不是很突出。这就好像我们只在特定的河段抓鱼（痧）一样，膝盖部位的“鱼”通常多些，但并不表示所有的“鱼”都在膝盖。当膝盖的“鱼”被抓完了，其他地区的“鱼”也会游过来，所以隔一阵子再拍，曾经没痧的地方又会有痧了。这时如果考虑直接拍打其他部位，效果会好很多。

问：感觉上腹部很堵，跑步、打坐都解决不了，越跑还越堵，拍了膝盖足三里穴附近，出来的痧都是青黑色的鼓包，这有问题吗？

答：上腹部堵，应该是胃的问题，所以足三里穴拍出来青黑色的鼓包状痧是合理的。等退痧后，要用同样或稍大的力度再拍一次，如果没什么痧就可以换个地方拍，比如大腿。因为大腿肉多、面积大，可以考虑用拍痧板拍。胃有问题的话，出来的痧常常都是肿痧。另一方面，在不舒服的部位能够拍出肿痧，表示力度是合适的，如果力度不能贯入，就不会出现肿痧，只会有表皮的痧。

问：胃的问题怎么处理？

答：胃经当然通过胃，但不是只通过胃。如果是胃本身的问题，可以从左侧的胃经开始拍打，因为胃在身体的左侧。拍胃经首先拍足三里穴。足三里穴是古来有名的养生保健穴，拍到不出痧了再换地方。一般情况下，拍一两次就够了，如果方法不正确就要拍很久，而且要拍很多次才有些效果。胃酸过多、消化不良、胃胀气等胃的毛病，都可以从足三里穴开始调理。

问：胃经还和身体哪些毛病有关？

答：除了胃的问题之外，因为胃经通过乳头的中线，上达面部的眼睛下方，所以疏通胃经可以调理一部分乳房问题，以及面部暗沉、眼袋等问题。如果是光靠拍打不容易发掘的心灵问题，可以考虑采用其他方法进一步调理。

问：拍打还有什么注意事项？

答：首先声明，个人只是拉筋拍打保健养生法的受益者，其中拉筋属于比较整体的保养，就好像我们每天起床都要刷牙洗脸一般，所以可以经常实施。而拍打则属于清除废物的方法，清理完毕就要暂歇，过度拍打可能耗本。总之，不论什么方法都要注意适度，过与不及都不是好事，适度与否的标准因人而异，需要自己的亲身体会。

问：我可以帮别人拍吗？

答：在累积一定经验以前，请尽量在熟手的指导下进行，以免发生无法预料的意外，没把握的话应该以保守为主。

问：拉筋拍打与针灸、拔罐这类比较熟知的方法比较，有什么异同？

答：拉筋、拍打、针灸、拔罐、刮痧、推拿、正骨、气功等的共同点就是通经络，但是方式不同，各有侧重。

问：拍打有什么特点？

答：安全（不使用任何侵入式的器具或药物，单纯的外治手法）、简单（讲起来很简单，要想高效率并不容易，需要长时间锻炼）、速效（正确的操作和不正确的操作会有非常大的区别）、适用范围大（具有调理多种病症的潜力）、自己动手（老等着别人来服务，基本上效果会减半又减半）。

问：拍打真的有调理多种病症的潜力吗？

答：严格来说，以下这些病是不行的：①立即性的外科创伤，例如车祸。②疑心病，疑心起于不信任，信任来自了解，缺少了其中某个环节，效果就大打折扣。③懒病，没有办法调理。

问：虚掌拍还是实掌拍？

答：原则上是实掌拍，但是很多人记住了方法却不会变通，有的人会用大力拍却不会小力拍，只会用掌拍却不会用指拍，能拍青壮年，却不知老人小孩怎么拍，这些细节无法一一列举，只能在操作中体会。针对每一位受拍者，我会尽量找出适当的拍打手法、部位、力度、支撑方式、节奏等相关配合，只能说这都要靠自己去体会。

问：你是怎么学习拍打的？

答：看书、练功、自拍、拍别人，懂得越多，越精准有效。

问：中医理论你懂得很多吗？

答：不，我的中医基础很差，对《黄帝内经·素问》的理解就更不用说了。但是我以用心感受去弥补理论的不足。

问：拍打有优先顺序吗？

答：首先，可以把身体区分成三部分：手脚、躯干（包括头部）、肾（无骨头保护）。肾因没有骨头保护，所以为了避免无意中引起的受伤，可以用练功来锻炼，比如扭腰功、贴墙功等。

躯干部分因为是五脏六腑所在地，可以自己斟酌力度拍打，也可以用撞墙功或是赤脚走路、拍手功等方法调理。手脚部分算是拍打的重点，第一要注意不可把骨头拍伤，所以应避免用硬的东西击打骨头，最好用自己的手拍，且效果最好，也有人喜欢把黄豆或米装在一个袋子里，装成块状或条状来拍，效果也不错。

根据年龄不同、身体状况不同，拍打的力度也要做适度的调整。简单讲，只要有积瘀，拍打就会出瘀，而出瘀的过程会引起疼痛，除非瘀出完，否则痛感会持续。但是痛要在能忍受的范围之内，如果患部过于疼痛或不适于拍打（如已经破皮），可以考虑拍打经络上下方或身体另一侧的对应位置。

可能的话，手脚要全部拍到。如果没时间，可以考虑优先拍打关节，关节让我们活动自如，代价就是容易淤堵。若是时间还不够，可以考虑《黄帝内经》上说的八虚，这是人体8个最容易积聚秽物的地方：腋窝、肘窝、髀窝（腹股沟）、腘窝（膝盖后方），至少要拍打肘窝与腘窝。

问：现在的人常常熬夜喝冷饮，对身体不好吗？

答：熬夜伤肝。一般来说，肝的问题不外乎是药吃太多（包括许多营养品、不当用药）、酒喝太多、长期熬夜、肝炎、脂肪肝堆积，以及爱生闷气等原因引起的。检查方法很简单，只要用拇指按压右大腿内侧中间（沿着裤缝的位置）会感到痛不可支，通常是肝出了问题。

偶尔喝喝冷饮不会有太大妨碍，因为身体会努力弥补伤害，但是喝过头就会伤及经络。喝冷饮最直接伤害的是胃（消化系统）。胃经俗称“美容经”，脸上的问题多半和胃经不通有关系。很多人既希望能无所忌惮地吃东西、喝冷饮，又希望面色红润、身体无病无痛，这几乎是不可能的。

问：高血压怎么办？

答：如果血压偏高，可能会有面色泛红的假象，按曲池穴时会痛不可支，最好是把全身能拍的部位都彻底拍过，或养成拉筋的习惯。因为血压升高或降低只是症状，并非真正致病的原因。如果只是暂时性解除血压升高，可以考虑拍打大肠经、胆经、心经，依情况而定。

问：请问一次拍打要拍多长时间？

答：拍多久因人而异，也和力度及被拍部位有关。拍打有三个阶段：①痛，通常会先经历痛的阶段，因为这是出痧造成的。②不痛，该部位的痧出完了，再拍也不会刺痛。③舒畅，气血循环好，当然感觉很舒畅。可惜的是，大部分人都只到第一阶段就放弃了，所以有效或无效，全看自己的抉择。

问：拍打不痛算不算好现象？

答：拍打不痛有以下几种状况：①太健康了，完全没有淤堵，但是这种情况很少。②身体已经麻木了，所以没有痛感。这种情况比较麻烦，因为身体的“警报系统”全罢工了，要让警卫重新上岗又没那么容易，可能要并用多种提升自愈力的方法才能解决问题。③拍太轻了，好处是身体不痛，但长期拍打还是能有一定的效果。如何选择就看自己了。

问：有没有什么方法可以减轻痛感？

答：以下方法可以尝试单独或合并运用：①洗完澡之后拍。②隔着一层薄衣服拍，这样痛感会降低，但是效果也会降低。③一轻一重拍，这叫“阴阳掌”，减痛的效果也挺好的。如果用音乐节奏来比喻，这算是两拍，手掌够灵活的话也可以用四拍（强、弱、次强、弱）来拍。举例来说，我用两拍和四拍以轻而快的手法拍打大椎穴，被拍者的回应是很舒畅。

问：拉筋拍打有什么不同，能否讲得通俗一点？

答：之前我看到一位网友的比喻，通俗又贴切，转述如下：以交通来比喻，“拉筋”好比拓宽马路，使气的流动管道加大；“拍打”好比排除事故，把淤堵的地方打通了，气血就顺畅了；“心法”好比交通政策，政策方向正确，基本不会有太大的问题。

问：有没有不适合用拍打法的人？

答：有，不相信这套方法的人就不适合。

问：身体虚弱的人可以拍吗？

答：对于身体虚弱的人，例如手术后、年纪太大等可以视情况进行“长时间的轻拍”。轻拍为补，重拍为泄，补是补不足，泄是泄有余。为什么轻拍会补，因为轻拍可以促进气血循环，气看不见、摸不着姑且不论，看得见的血会因轻拍而加速循环。新鲜而健康的血液所到之处，将会提供修补身体的材料与充足的氧气与养分。

问：退行性膝关节炎怎么办？

答：首先要了解什么是退行性膝关节炎，膝盖是人体关节中最容易受损的部位，因为所承受的压力非常大。其实膝关节一直都在磨损，也一直都在修复，只要修复的速度快于磨损的速度，就不会有问题。修复所用的材料要靠新鲜血液来运送，因此，当血流不顺时就会降低修复的速度，日积月累就出现问题了。因此处理这一问题，第一步就是先让血液恢复正常的流动，其他的自然水到渠成。

问：勤拉筋拍打能够长生不老吗？

答：不能。因为人体的细胞虽能分裂，但是有分裂次数的限制，倒计时结束必然死亡。但是，实施这个方法有助于我们在活着的大部分时间里身体健康，提高生活品质。

问：每天都要大力拍打身体各部位吗？

答：不需要。基本上拍打力度可以分成两种：重拍属于年度大扫除等级，轻拍则是每天掸灰尘等级。建议最好先将重要部位清理一遍，至少在感到不舒服的时候一定要进行清理。最重要的是所选择的方案必须方便实施、适合自己，千万不要以为拍打能够一劳永逸。

问：只要能够坚持拉筋拍打来调理身体，就不怕熬夜加班、狂喝乱吃吗？

答：天作孽犹可违，自作孽……何必跟自己过不去呢？！偶尔熬夜加班或许情非得已，但是狂喝乱吃的心态就让人无法理解了。

问：请再扼要说明一下拍打法的基本原则，可以吗？

答：调心为上（心态不调整，什么仙丹妙药也终将失效）；外治为主（没有造成身体危害的淤堵，问题也就几近于无了）；辅以食疗（药补不如食补，食补不如气补，经络畅通就是大补）；不得已才用药（请找良医）。

以上好像已经把大部分常遇到的，我能理解的问题都讲完了，提供给大家参考。俗话说“实践出真知”，再怎么说也比不上亲自动手，还不了解拍打的人就去参加集训班吧。

说到这里，我想到一个故事，分享给大家：据说有一次国王召见《几何原本》的作者欧几里得，问他学好几何学是否有简单快速的方法。欧几里得对国王说：“几何学里没有王走的路。”

更深入的理解与分析是目前的我还力所不及的路，还得一步一步走，没有国王走的专属捷径。当然了，学习任何方法或知识，也不会有我或哪个人专属的便捷之道。

Part 5

其他的养生保健法

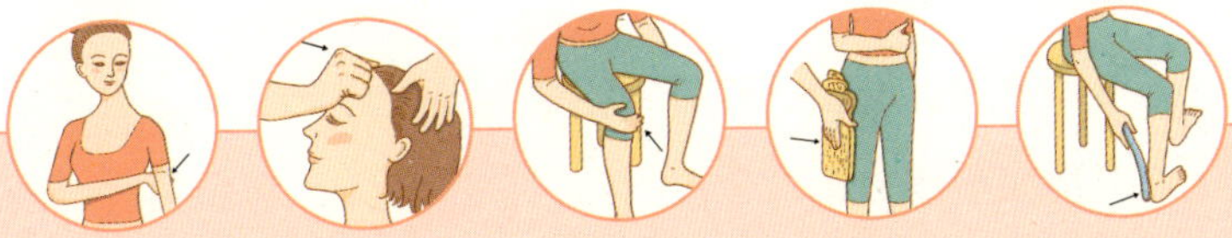

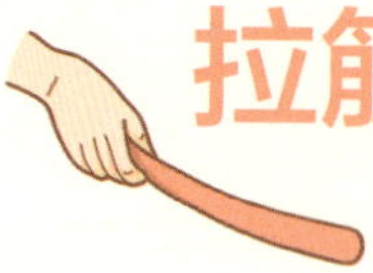

拉筋该怎么拉

以交通来比喻，拉筋好比使交通顺畅，拍打好比排除路障。本书主要谈论拍打，有关拉筋的各种方式做简单介绍。

以下是最常用、最全面的卧式拉筋法示范。最简单的方式，就是利用墙角或几张椅子拼起来进行拉筋（见下图）。如果觉得这种拉筋法很好，可以考虑自制或者请师傅制作拉筋凳，或者干脆买张拉筋凳。因为材质与制作的品质有所不同，价钱也各异，看个人需求。

首先，要准备好各种保暖的用品，包括手套、袜子、电热毯、毛毯、护膝等，按照自己的需求准备。当然还要注意拉筋地点的通风情况，尽量别让自己受凉。

其次，准备好沙袋、铅锤等辅助拉筋工具。至于要不要加上重物，以及加多重，和每个人的自身情况有关，需要自行斟酌。

再次，就是拉筋时间的长短。原则上，感到酸麻胀痒痛之后再撑5分钟。这最后的5分钟，就是最具有疗效的关键时期。

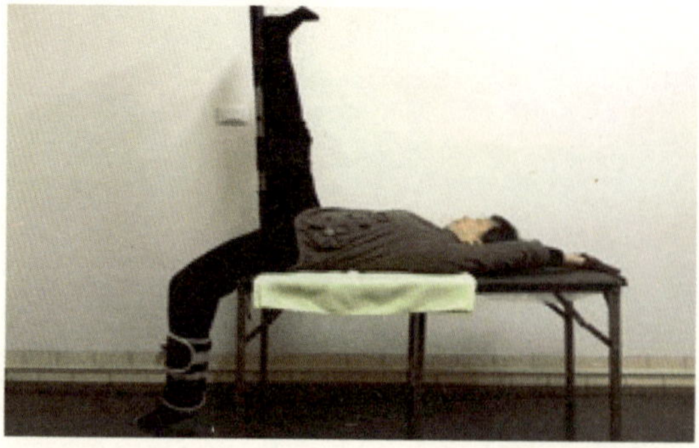

上方腿贴平立板，下方腿自然垂下，也可以用沙袋或重物辅助拉筋

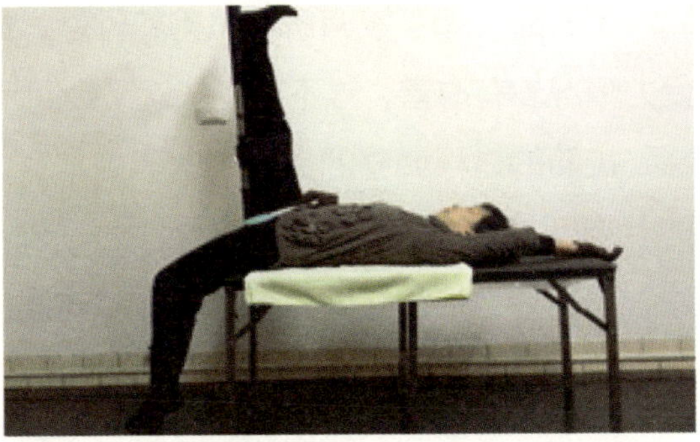

●拉筋时，特别适合拍打腹股沟附近，用适当的工具及力度敲打

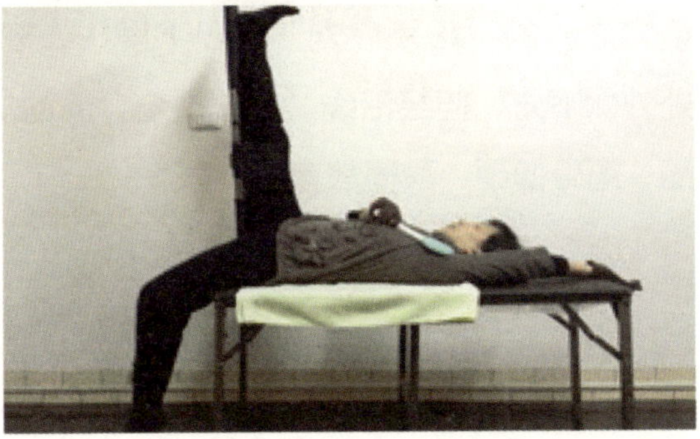

●还可以拍打或敲打腋下的极泉穴

拉筋是非常有效的方法

虽然我不会正骨，也没有被正骨的经历，但我还是想来谈谈为什么正完骨又会错位这个问题。

我身边就有好几位正骨出问题的例子，痛苦了好几年，最痛的时候要打止痛针，到现在还要靠药物止痛。这也导致他们对这类疗法望而却步，即使我一再推荐卧式拉筋法，他们也完全无法接受，真是吓坏了。

其实，只要了解为什么会错位，问题就变得很简单了。怎么会错位呢？人体是由肌肉、骨骼等系统构成的，其中肌肉是提供伸缩的力量，骨骼是提供支撑的力量。但是，如果伸缩的力量太过，就会让骨架系统承受过度的压力，从而产生错位。

正骨时，如果没有解决肌肉的问题，即使用手法将错位复原，因受力情况没有改善，过不了多久就又会回到错位的状态。

拉筋的过程调整的是紧绷的肌肉本身，让它恢复到正常的、适当的状态，这是身体的自我调节能力。所以，拉筋就是有效的正骨方法，是一种“长治久安”的方法，其效果远比许多功夫不到位的正骨师进行的正骨更好。拉筋还可以自己来，正骨只能靠别人。

另外，如果问题是出在“筋缩”上面，还要记得拍打肝经以及八会穴之一的“阳陵泉穴”（见下图）。阳陵泉穴的位置在膝盖转弯处外侧下方，胆经沿线。此穴是全身筋的功能及精气的会聚点，对抽筋、筋骨僵硬、酸痛都有特效。

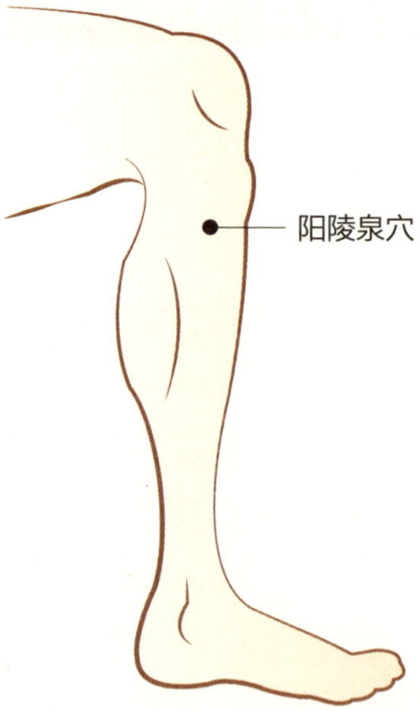

阳陵泉穴是八会穴之一，是全身筋及精气的会聚点，拍打此部位，对解决筋骨酸痛特别有效

辟谷为什么能调理身体

辟谷源自道家养生法的“不食五谷”，是古人常用的一种养生方式。为什么正确的辟谷能调理身体？我们先想想身体有一个存放能量的地方，还有两个输入能量的地方：一为消化系统（后天通路），一为气的系统（先天通路）。气的系统能吸、能排，主要通过身体的几个大穴和周围环境交换能量。

以下只是概念性的说法，并非确切的数字，在阅读时请注意。假设消化系统每次能够输入100单位的能量，但是消化系统在消化时也需要消耗能量（假设需要消耗80单位），那么一加一减下来，每顿饭可以净得20单位能量，而这20单位能量供应我们日常所需，用不到时就转化成可以储存的形式；不够用时就想多吃一点。

相较于先前进食的能量，辟谷省下消化所需要消耗的能量，平时没有办法调理的症状，现在就变得可以调理了，因为调理病症需要消耗很多能量。此外，多年来身体累积了各种问题，但每次辟谷调理只能解决其中的一部分，所以可能每次辟谷产生的现象都会略有不同，甚至差别很大。

谈谈“后天谷道闭，先天谷道开”

如何理解“后天谷道闭，先天谷道开”呢？对有些人来说，这不是显而易见的，因此，此处尝试用比喻方式阐述其含义。后天谷道，指的是经由肠胃吸收的这条能量通路；而先天谷道，就是直接吸收环境能量，通过身体表面几个比较大的能量通路，比如劳宫穴、涌泉穴、印堂穴、百会穴、玉枕穴、命门穴等穴道，直接和外界环境交换能量。

为了阐述“后天谷道闭，先天谷道开”这两句话，我们先举一个关于视力的问题来做比喻。在视力的诸多问题中，有一种毛病称之为“弱视”。我们假设有人左眼正常，右眼弱视。因为左眼正常而右眼较弱，就会一直使用左眼，右眼得不到锻炼就会不断恶化。矫正方法是将正常眼用眼罩遮住，强迫他使用较弱的右眼，经过一段时间后，较弱的那只眼视力会有所改善。

在这个例子中，正常的左眼，比喻的是后天谷道，而弱视的右眼则比喻先天谷道。这样的比喻有以下含义。

1．后天谷道和先天谷道都是身体本来就有的能量通道，都可以运作，只是我们太习惯从后天谷道吸收能量（左眼正常），而不太能察觉来自先天谷道来的能量（右眼先天较弱，但是仍有视力）。

2．用眼罩遮住左眼，就相当于关闭后天谷道这条能量通路，也就是所说的辟谷。此时就是强迫运用较弱的视力，使其逐渐得到改善。

3．通常经过辟谷之后，两条管道都开通了。

以上是对“后天谷道闭，先天谷道开”的阐述，以单眼弱视的治疗方式来比喻说明，让读者便于理解辟谷的意义。

总之，辟谷和喝姜枣茶的情形是一样的，在满月前后三天，此时进行辟谷比较保险。但如果身体补充能量的速度够快，也不一定非要选月圆前后进行辟谷。

三天短期辟谷心得

有的病跟环境因素有关，例如台湾环境湿气重，就比较容易发生过敏性鼻炎这类病症，在温暖干燥的地区发生这种病症的情况较少。有的病与基因遗传有关，例如墨西哥有多毛症家族，族人全身长出浓密的黑毛。有的病发病机制不明，例如高血压、糖尿病。总之，病的起因推究起来还是挺多的。

下面来谈我的个人病史，母系病史是糖尿病，现在回想小时候的情形才发现，原来在我很小的时候就对血糖比较敏感，因为小时候就出现过低血糖的情况：手抖，严重时根本无法抑制抖动，也无法思考，当时知道的唯一办法就是立刻吃糖。我的姨妈、舅舅很多都是因为糖尿病并发症去世的，母亲也是糖尿病患者。记得有一年大年夜，母亲因糖尿病出现低血糖连椅子都坐不住，一脸煞白，好吓人。而今她遵医嘱，并自我调理，是越活越带劲。遗憾的是，很多她的多年老友却越来越衰弱，活动力快速下降。

父系病史是心律不齐，父亲简直可以说是九死一生，自小到大不知遇到多少严重的疾病，随便哪一种都会要人命，他却关关难过关关过，还活到九十多岁。他传给我的，除了为人处事方式之外，还有心律不齐。整体来说，可能是遗传的原因，我心脏很弱，记得读大学时体育要考1500米跑，我铆足力，8分多钟跑完。到了终点，足足躺了半个钟头才起身。另外一位同学花了6分钟轻轻松松跑完全程，脸不红、气不喘，连心跳似乎都没有加速。

我还有腹泻、乳糖不耐受症的问题，小时候得过一次急性肠胃炎，整整三天，一杯水喝不完就要去厕所，整个消化系统全面崩溃，两眼也因缺水而凹陷无光。从此以后，我轻易就会腹泻：吃感冒药会腹泻、喝牛奶也会腹泻。因为中医那些草药难以入口，但凡人参、当归等味道重的，我一律不能接受。随着年纪增长，这些毛病也与日俱增，直到四十多岁发生了严重肝病。

交代完个人病史，进入正题，来谈辟谷断食。需要注意的是，糖尿病患者请勿轻易尝试辟谷养生，否则可能有生命危险。我第一次断食是在参加医行天下的培训班时，五天四夜期间的三天要断食。其实严格讲那还不算断食，因为白天喝姜枣茶，晚上还充分供应没油、没盐的蔬菜汤，我甚至因此感到遗憾，所以一直想再进行一次断食，而且是自己执行。团体进行有共同的目标以及团体的约束力，而自己单独进行，考验的是意志力。身边的人纷纷提出“别再饿肚子啦”“小心血糖过低”“别虐待自己”“有用吗”……加上可以随意取得食物的环境，自己坚持断食难度可不低。

三天断食下来，基本上算是一切正常（晚上没有梦到食物），只是在第二天有一段时间手有点抖，当然我也补充了一点糖分。第三天觉得精神饱满，手非常稳定，心脏跳动也很稳定。在近中午时，我刻意喝了一杯冰拿铁咖啡，想测试一下肠胃的耐受力（冰冷加上牛奶的双重考验），结果是腹泻了事。但是这次腹泻和平常腹泻不同，并非烂泥状，泻完后没有任何虚脱感。晚上我又做了更严格的测试，结果是又泻了一次，规模更庞大，还是没有任何虚脱的感觉。

最后一晚一夜好眠，睡前量体重是74.6千克，早上起床上完厕所，二话不说先称体重，看看在这最轻时刻的体重是多少？结果是73.3千克。三天的断食结果总结如下。

1. 血糖的调节能力是否有所改变？OK，但要强调，糖尿病患者请勿轻易尝试辟谷养生，否则可能有生命危险。

2. 心律是否出现问题？OK，没发现问题。

3. 肠胃有问题，待后续观察。

4. 身体整体状况非常正常，第三天感觉神清气足，仿佛提升一个等级。

5. 晚上睡得很香甜，因为睡前没有喝水，所以一觉到天亮，中途不必起来上厕所，甚至起床后也不是特别想上厕所。

6. 去掉吃东西之后昏昏欲睡的时间，多了些清醒的时刻。最后要提醒想尝试辟谷的人：①辟谷前、复食前，请先和身体的肠胃系统打声招呼。②要进行测试最好是待在家里或家附近，以免发生让你措手不及的事。③如果长时间断食要有专家指导才行，以免发生危险。④我断食比较随性，并没有什么系统训练，只能分享自己的个案，没有办法教导别人。

五天短期辟谷心得

再次辟谷五天。因为照常上班，走廊上遇到同事，谈起辟谷，他一脸疑惑地问为什么。我回答说是为了健康，他听了一脸难以理解的表情。这次辟谷的心得如下。

断食是为了健康，如果是为了减肥而断食，效果还是待考证的。为了减肥而断食就像强迫戒断一些习性，容易反弹，所以强制节食或断食的结果，往往是以暴饮暴食告终。此外，身体不好千万不要自己断食，因为万一发生意外，如果不会处理就麻烦了。总之，一切要小心谨慎，不可莽撞行事。

断食不是强行克制吃东西的欲望，而是一种自然的选择，否则断食一结束，就容易暴饮暴食，求健康反而导致更不健康。这次辟谷五天只有一点饥饿感，并没有什么特别想吃的欲望。另一方面，断食也不是饿肚子，而是在身心协调的状况下进行，必须注意起心动念以及身体反应。如果把断食想成自虐或愚蠢的事，就千万别断食。辟谷断食的心态也很重要。

特别强调，五天以上的断食必须有专人指导，因为涉及肠壁脱落，重建肠道益生菌群的问题。如果是三天的短期断食，注意别出现低血糖。断食期吃或不吃什么，由易到难，大致可以分成以下四个层次。

不吃谷类：可以吃点蔬菜水果。

不吃固体食物：可以吃点流质食物。

只喝姜枣茶：注意虚不受补，太虚弱的人要考虑，不可猛喝猛灌。

只喝水：一定要注意血糖问题。

那么，辟谷可以调理疾病的原理是什么呢？身体在进食期间必须花费许多能量完成消化吸收。一旦断食，原本身体必须极度关注的事情可以暂时不关注，于是“先天谷道”系统就能将更多能量用于诊断、修复缺损以及排除淤堵。

就拿查不出病因的皮肤溃烂来说吧，一种可能的诱因是身体代谢废物的排泄机制出了问题。身体虽具备排毒能力却无法清运，就像工厂里的废水处理，只能勉强把污泥挖出来，要想再进一步处理就心有余而力不足了。辟谷，会断绝新的污染源，有更多的能量可以处理身体的异常状况，还能补充适当的能量，例如喝姜枣茶（姜升阳气，红枣补元气，糖直接补充能量），会更有效率地处理废物。

- 团体辟谷远比一个人辟谷简单，也更安全。
- 在专设场所辟谷比在一般办公场所辟谷简单，因为大家有共同的认知与态度。
- 气不足者辟谷必须由专人指导，练气到一定阶段自然会少食，辟谷也就相对简单，主要是克服生活习惯。

七天断食记录

断食前一天要有所准备，先通知肠胃系统何时开始辟谷，历时多久。

第一天

- 上次辟谷第一天傍晚到第二天早上手微微抖动，这次完全没有手抖的现象，感觉气很足，很稳定。肚子有点饥饿感，但因为先提醒过消化系统，所以没有一直咕咕叫。
- 辟谷如果再能配合拉筋拍打效果更佳。辟谷是清理体内毒素的简单方法。原则上，七天之内的辟谷无须太讲究。

第二天

- 手仍然没发抖，也确认了血糖调节能力没有异常。

- 饮用冰凉橙汁一杯，没出现腹泻，可见身体调节冷热的能力好于上次辟谷。
- 没有任何不舒服，稍微有一点饥饿感，拍打时手劲略小。
- 照常参加例行拍打聚会，略感乏力。

第三天

- 很正常，无任何异状。

第四天

- 早晨轻微腹泻，把早上起床后喝的茶、咖啡都泻掉了。听说咖啡与茶有刺激性，看来是真的，最好的饮品还是温水。
- 中午参加同事聚餐，眼睛看着满桌的菜肴，嘴里含着保温杯里的山姜糖块。心想，在专办的断食营里可遇不到这种考验啊！
- 今天觉得头有点不舒服，傍晚时自我检讨了很久才发现，原来没有吸收盐分，出现电解质紊乱，难怪腿部某块肌肉不由自主动。补充电解质后已经恢复正常，评估结果是可以继续断食。
- 晚上帮一对母女拍打，感觉完全正常。

第五天

- 喝了一杯山姜糖水加上一瓶蔬果汁（冷饮测试并补充盐分）、一罐咖啡、一杯茉莉花茶，吃了两颗话梅（补充盐分）变换一下口味，还真喝了不少东西。
- 今天没腹泻，整天精神都不错，去后山走了一趟，呼吸新鲜的空气。

第六天

断食第六天早上一切正常。有些事一次也不能尝试，例如吸毒，有些则可以反复测试，例如喝咖啡。这天再测试咖啡的刺激性，再一次验证了“断食期间避免喝咖啡”非常必要。其实平常除了主食，零食也应少吃，特别是现在食品安全问题这么严重。为什么要断食？肯定是有原因的，没有人会没事找事做，原因有以下几方面。

- 断食可以直接验证身体调节功能的状态，可以肯定的是我现在的状况比上次辟谷五天更好，整个过程完全没出现手抖现象，但是离真正健康的身体依然还有一段距离。
- 断食不是为了减肥，真正要达到燃烧脂肪的效果要辟谷超过十天。但是超过十天的断食有潜在的危险，如果无专人指导贸然长时间断食，会有生命危险。
- 断食让辛苦多年、从不休息的消化系统有个喘息的机会，让身体有时间去清除其他部位的淤堵。

虽然随时都可能因突发状况而停止断食，但是到现在为止，一切正常，身体很暖和。除了不用在吃饭时间急急忙忙觅食之外，傍晚时还可以躺在客厅长椅上听歌。

晚上散步，感觉气很旺盛，打了一套不像太极拳也不像少林拳的自发功拳。打完拳之后又折返跑好几个来回，然后才停止。

第七天

- 昨晚和今天下午都进入了较强烈的练功状态，据说这几天的能量很强。
- 七天断食结束，开始进食，吃了一碗细面，喝了一罐酸奶，散步时吃了天妇罗，回家又吃了块蛋糕（好像吃太多了）。
- 是否进食，感觉差异不大，这表示身体的适应能力比以前好了很多，即使几天不吃固体食物也能（近乎）正常作息。
- 本次实验结束！

跑步越慢越好吗

以下的谈话是以我妻子20多年的跑步经验与成果为基础，她29岁那年，体力非常差，围着小学操场走三圈就开始喘息。以前她是全家身体最弱的，经过二十多年的慢跑，现在是最健康的（包括身心两方面）。她的经验或许有参考价值。当然，基于经验者必受限于经验，以下所述仅供读者参考。

慢跑和快走不同吗？的确不同，简单比较一下慢跑和快走的区别。

- 慢跑有震荡脏腑的效果，快走没有，或效果不明显。
- 慢跑消耗的热量大约是快走的2倍，因此慢跑有很好的减肥效果。
- 慢跑通常不觉得累，快走则不同。
- 慢跑是很好的练气方法之一。

慢跑的优点很多，可以调理许多慢性病，尤其对哮喘这类呼吸道疾病有很好的效果，但是要锻炼很久才会看到成效。

禅跑

简单讲，禅跑就是专心地慢慢跑，跑步时心无杂念，眼睛只专注于眼前1米的地方，配合心跳呼吸，心无旁骛地慢跑。禅跑，要慢到什么程度呢？以跑0.5~1小时不喘不累为原则，这是自己和自己跑，不用比速度，但要注意地面是否湿滑，否则摔跤就麻烦了。学校的操场跑道就挺合适，实际上，速度则因人而异，有时候比走路的速度还慢。

跑步时应先热身，以学校操场为例，大约走8圈后再跑10圈，再走2圈当作缓和运动，整个过程大约1小时。刚开始体力不足，可以只是走路，也不一定20圈，体力很差的可以从三五圈开始慢慢增加，等到体力好时，再慢慢将走路替换成慢跑（或禅跑）。

哪些人适合禅跑？禅跑对身体状况的要求极低，大概能走路就能禅跑。禅跑有什么作用？大致有以下几点。

1. 速度很慢，因此不易产生肌肉酸痛的问题。

2. 可以锻炼心肺功能、肌肉，还能调节精神，是一种全面调理方式。心肺作为人体的动力之源，通过循序渐进的禅跑锻炼，心肺功能得以增强，进而带动体能逐步提升，体力也会大幅提升。只要坚持实施，对身体虚弱的人而言，改善会非常明显，这好比将电池的容量慢慢扩大。对身体虚弱的人来说，禅跑是很好的养生方式。

3. 会出汗，大量排出体内的毒素，水湿重的人会发现大量排汗后，身体会比较轻松，精神状态变好。

4. 禅跑到一定程度会促进脑垂体分泌内啡肽，有利于消除生活、工作中的紧张情绪，让人有一种幸福快乐的感受，而且容易入眠，睡得沉，对缓解忧郁症状很有帮助。

5. 禅跑是自己与自己的对话，跑到最后可能会进入一种浑然忘我、不知时间流逝的状态。

禅跑可以替代拍打吗？答案是不能，身体淤堵的痧用拍打方式排除最见效。身体过于虚弱，不易将痧推出体外，但是禅跑有助于促进身体康复，所以有利于提升排痧效果。

禅跑可以替代拉筋吗？也不能，因为拉筋并非锻炼肌肉或心肺功能，主要是促进血液循环。此外拉筋不会跌倒，从这点来看，就比慢跑更安全，而且拉筋在室内，不必考虑天气问题。有意者或许可以考虑拉筋和慢跑并行或轮流实施。

有人说晚上可以跑，有人说晚上不能跑，有人说这要看情况。现代人因为生活形态改变，多半晚上才有空，既然生病时不分季节、时间，当然也可以考虑晚上跑步。晚上适合跑步的时间是七点到九点，这是心包经当令的时刻，此时太阳已下山，不会太热，也不会晒伤，地面仍有余温，路上还有行人，比较安全。

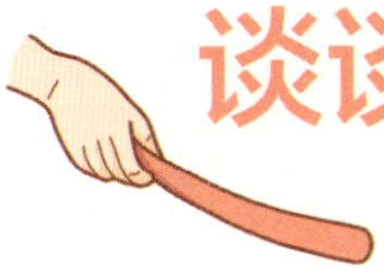

谈谈平甩有什么作用

平甩功是梅门的李凤山师父推广的功法，网络上很容易找到教学视频。平甩简单易学，若能正确实施，持之以恒，功效非常明显。这里只提出我个人的看法，谨供参考。

首先要说明，所有练气的方法都要求“松”，在能维持身形的最低限度之下使用肌肉，尽可能全身放松。第二要求“慢”。这是因为气走得很慢，所以平甩、太极、禅跑等运动都要求松、慢。

接着讲手部动作要领，平甩的“甩”就是要领。肩、肘、腕关节都要放松，肌肉只做最低限度的使用，想象手如钟摆那样自然摆动。要认真体会甩，这和拍打的要领完全相同，所谓“一通百通”。这样，手部的经络就都锻炼到了。另外，甩的动作使血液涌向末梢，故初期手掌或是身体比较不通的部位也可能有酸麻胀痒痛等各种感受。如果感到哪里堵着难受，就赶紧针对已经精准定位的目标进行拍打，事半而功倍。

接着讲腿的动作要领。在能维持站立的前提之下尽量放松肌肉，在第五下甩手配合下蹲，要有点像弹簧那样，带点弹性，手向后时腿弯一下，手向前时再弯一下。髋、膝、踝关节都要放松，下蹲时，不用蹲很低，但是也不能蹲太高（像没蹲一样）：太低，太难；太高，没用。练习时，专心体会手脚身的协调，与呼吸进行协调。

那到底要蹲到什么高度才算合适呢？最简单的衡量方式就是练习1小时，不累但会出汗，这样的高度最适合。这可以保证新鲜血液能够充分滋养身体的每个部分，为身体提供必要的氧气与养分。虽然简单却功效非常大。正确实施，应该会进入一种浑然忘我的状态，当然，这不容易，对大部分的人来说，是可遇不可求的。

光脚踩地，大有用处

光脚踩在太阳晒过的地面上，有利于在无形中强化肾气。许多失眠症患者，最典型的原因就是“心肾不交”，肾气弱而心火过旺，肾水调节心火的能力（水克火）不足，所以失眠。当肾气足时，调节心火的功能正常，失眠症自然逐渐消失。

关于光脚踩地的功效可以参考相关分享文章。无论什么方法，知道了利弊得失，才有可能趋利防弊。如同惯例，以下是个人意见，仅供参考，请自己审慎抉择。

1. 柏油路面、木地板等传导效果不好，尤其是柏油路面还容易伤脚。水泥地面过热，也不是好选择。最好是光脚踩在泥地、草地上。

2. 泥地可能藏有钩虫，钩虫可能乘机钻入身体。所以不要在一个地方停留，保持走动可以避免这类问题。一般不会发生这类问题，不要因此太紧张。只是要提醒大家，任何方法都要考虑周详之后再实施，如果只知其利而不知其弊，会引起不必要的危险。

3. 草地上要避免踩到有硬刺的植物，例如蓟马、含羞草，还有玻璃碎渣等都要避开，所以要慎选场地。

4. 时间大概以30分钟为准，可自行调整时间长短。在日出日落这两个时段，适合人体吸收的红外线比较多而容易伤身的紫外线比较少。

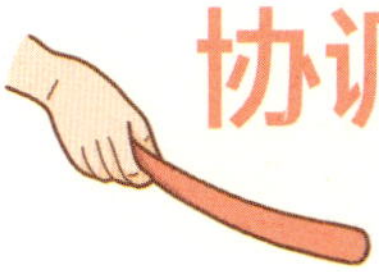

协调呼吸也能养身体

大家都会呼吸，但是用呼吸来锻炼就不是人人都会了。这里提出一个关于用呼吸锻炼的观点。

一般人都习惯胸式呼吸，特征是呼吸时胸部会上下起伏，这样的呼吸氧气吸收效率较低。而身体的许多病症都与寒气有关，寒气可能造成血液循环不良，从而导致缺氧，产生种种病症。

因此，可以设计一种呼吸锻炼法，以有效提升血氧含量，设计的方向有二。

1. 尽可能运用肺的全部，这就是腹式呼吸法。腹式呼吸是让横膈膜上下移动。由于吸气时横膈膜会下降，把脏器挤到下方，因此肚子会膨胀。吐气时横膈膜会比平常上升，因而可以进行深度呼吸，吐出较多易停滞在肺底部的二氧化碳。

2. 尽可能拉长空气的停留时间，这就是闭气法。

行动不便的人，可以考虑采用这种呼吸锻炼法来改善身体状况。

八段锦的练习要领

八段锦是锻炼身体的8个动作，动作如锦缎般优美，故命名“八段锦”。这也是一种很简单但功效明显的健身功法。

八段锦流传久远，因而流派众多，名称各异，要求也不一样。如果以养生为目的，可以参考王剀锵医师的著作《八段锦自愈疗法》，至于其历史演变及其他功效，请自行参考相关内容。

以下根据自身练习的经验，简述八段锦的练习要领。

第一式：双手托天理三焦

顾名思义，这一式主要是疏通三焦经，但是同时也可调理到其他的经络，特别适合久坐办公室的人。动作要领是：首先双脚与肩同宽，脚掌平行，双手掌心向上，置于小腹外侧，悬空，放松。其次两臂同时缓慢上举至下巴处，掌心自然翻转朝下。最后，掌心向上，慢慢举过头顶，指尖相对，用力向上托举。这一式的要诀是手掌和手肘要尽量呈90度角。这是关键，如果没有注意这一点，就只是在做手部运动，和练气扯不上关系。由于派别不同，有的双手手指交叉，有的不交叉。动作正确的话，应该会有一点点吃力，撑个两三分钟之后，再反方向将双手回复至小腹位置，完成一个循环，建议以1个、3个或6个循环为一组。

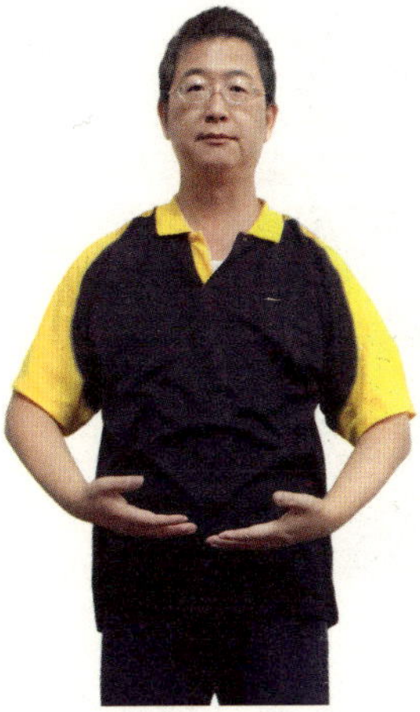

●双手置于小腹外侧

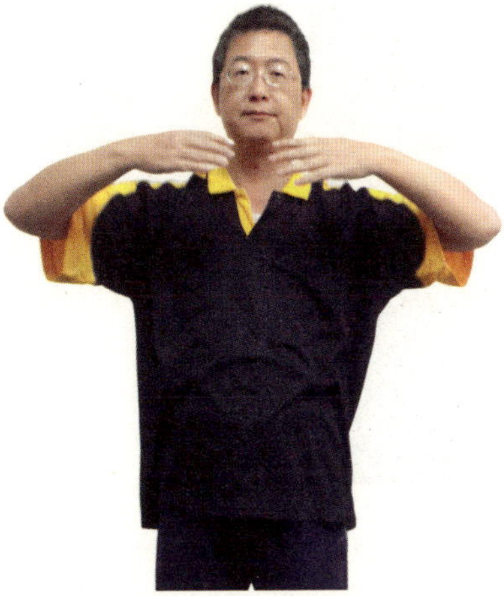

●手臂同时上举，手自然翻转

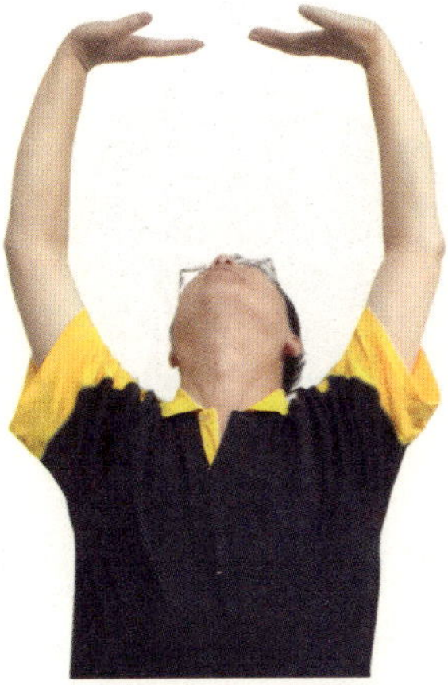

●抬头仰望双手掌背

双手托天理三焦

第二式：左右拉弓似射雕

动作要点是拉弓弦的手在外侧，比如左手在外、右手在内，做动作时，左手向左后方拉动，要想象手在拉千斤重的弓弦一般；右手则向右推出，拇指、食指尽量垂直于手臂，要有拉到筋的感觉。这是锻炼大肠经与肺经。皮肤、呼吸道有毛病的人可以多练习这些动作！

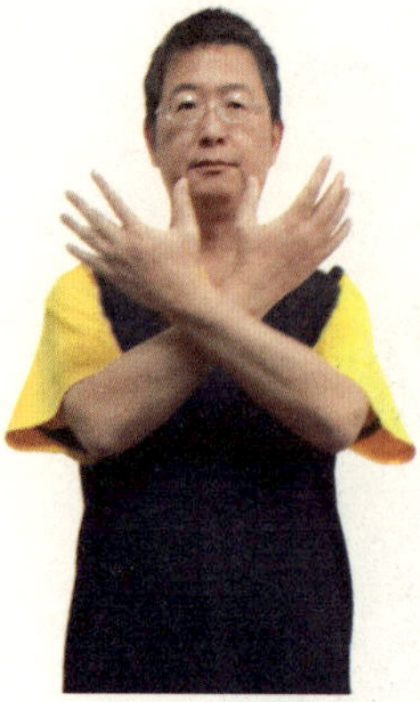

●双手交叉于胸前

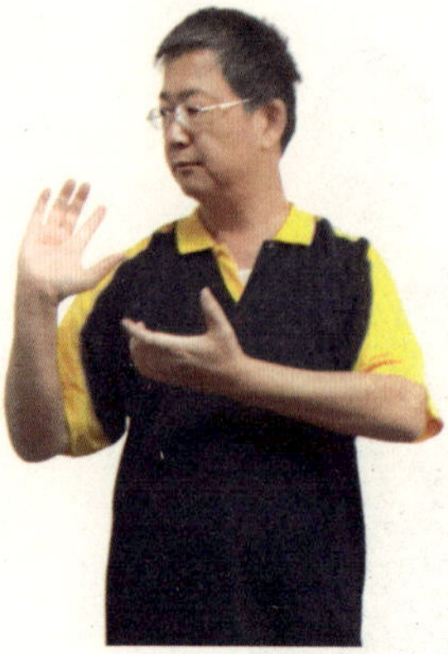

●一手拉弓向后，一手持弓向侧面推

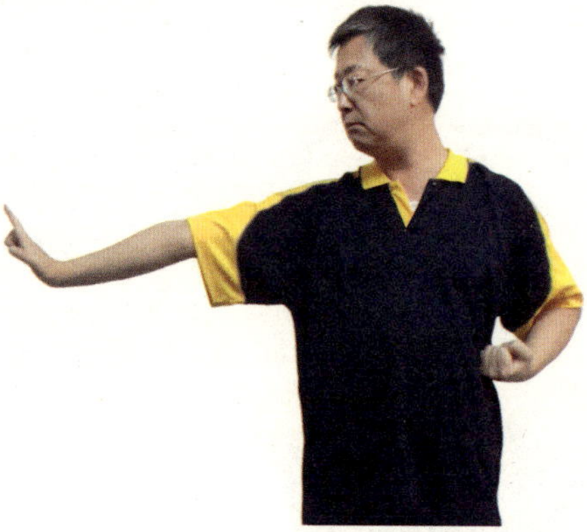

●拇指、食指要用力撑开

左手拉弓似射雕

第三式：调理脾胃须单举

同样的，两脚平行张开与肩同宽，以右手举起、左手放下为例。首先，举起的手（右手）在下，掌心向上，左手在上，掌心向下。然后下面的右手缓缓向上举起，上面的左手缓缓放下，有点像是戏台上的“亮相”动作。

动作要点：不论上举还是放下的手，手肘都要略弯向外，五指张开、撑直，感觉手指上的筋有被拉到的感觉。右手指尖朝左，左手指尖朝前。头顺着右手指尖的方向朝左看，这样有利于扭动脖子的颈关节。

如果动作正确的话，会觉得有一股气撑着，等气变弱了，自然回复到右手在上、掌心朝下，左手在下、掌心朝上，这就完成了一半。左右手各进行一次算完整的一轮。在呼吸方面，自然呼吸就好，能够自然地进行腹式呼吸更好。

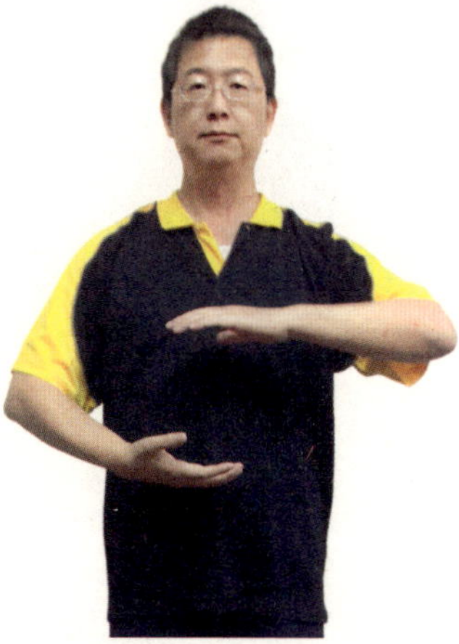

●左手在上，右手在下，两手掌心相对

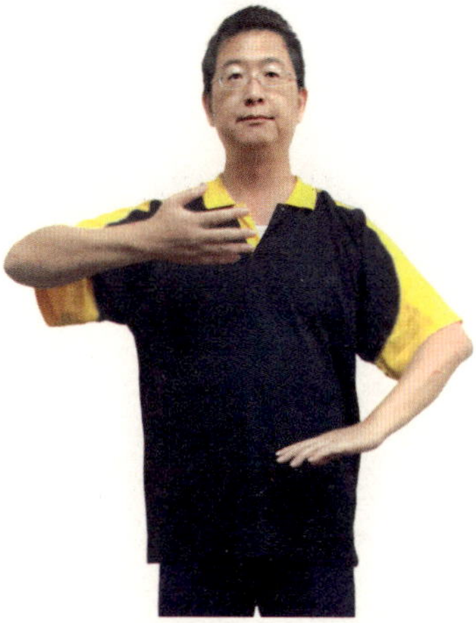

●缓缓移动双手，右手举至头顶

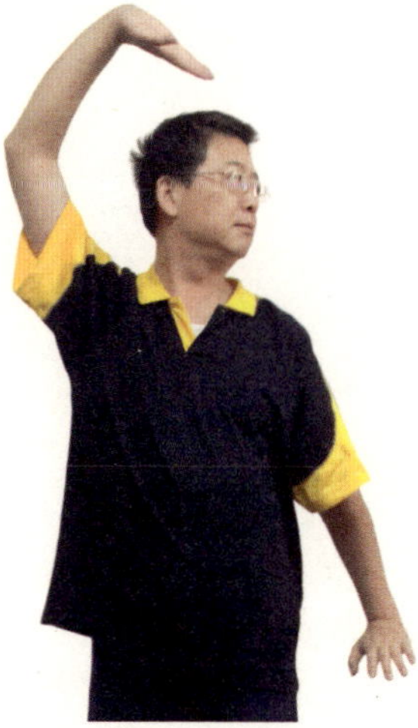

●注意双手的手腕都要往内扣，头朝侧面看

调理脾胃须单举

第四式：五劳七伤往后瞧

这一式相对简单，首先双脚平行，与肩同宽，转动膝、胯、上身、脖子，尽量让双眼直视正后方，双脚掌必须紧贴地面。看一阵子后，再转向另一个方向。如此反复数次，视情况而定。

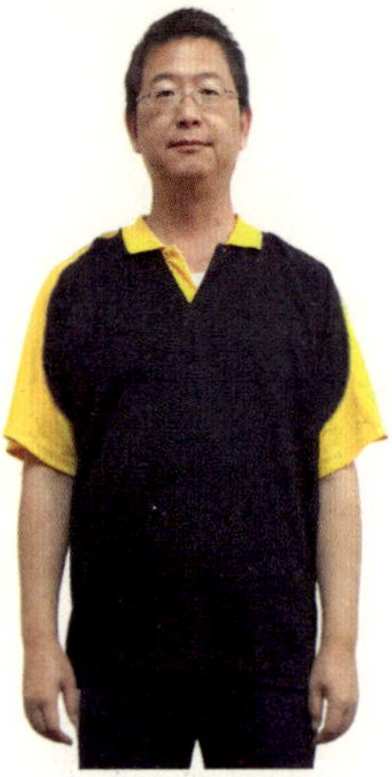

●双脚站立，双手自然下垂

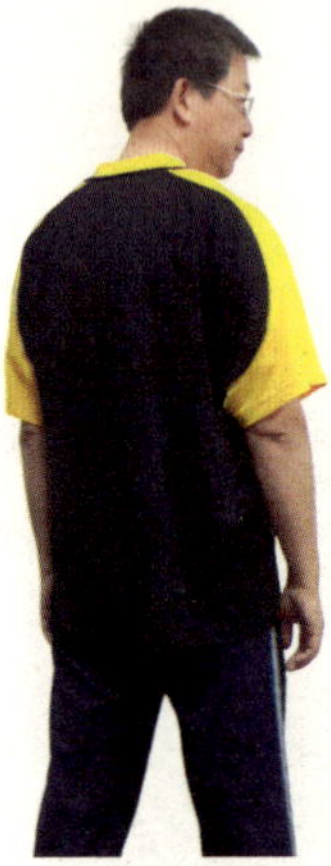

●脚掌不动，身体慢慢向后转

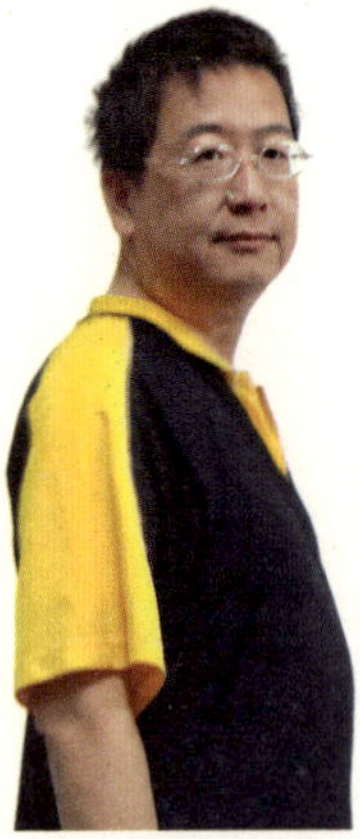

●尽量转到双眼朝向正后方，撑一下子

五劳七伤往后瞧

第五式：摇头摆尾去心火

这一式，我练习的方式和大部分人练的不太一样，仅供参考。首先，两腿张开一点，大约是肩宽的2倍，大腿部分尽量向下蹲平，就像是蹲马步那样。双手轻松按在双膝位置上，此时身体略微前倾，头部保持正直，面朝前方。以头部带动身体，转的时候先略微向下，以弧形方式慢慢转向右边。最终，头部面向右方，上身保持正直，不要前倾。

动作正确的话，会自然将气往外压而出声，动作不正确就不会有呼气的动作。撑一阵子，自然恢复成将双手放在膝盖上的姿势。向左移动的要领也一样。

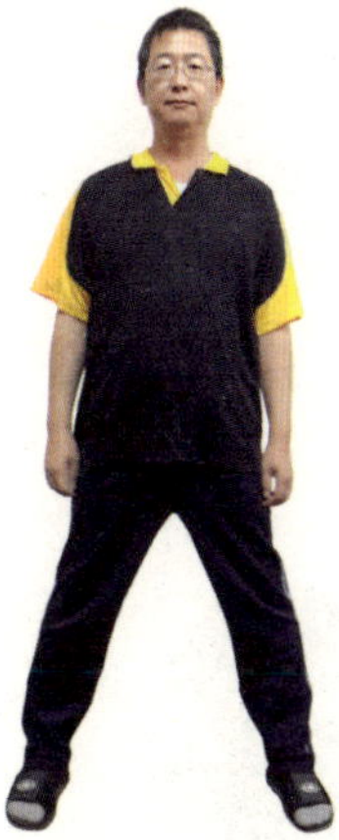

● 双脚张开一大步

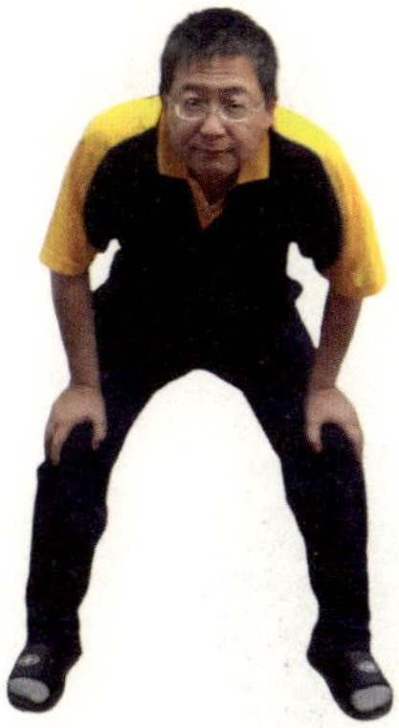

● 双手扶在膝盖前方，上身微向前倾

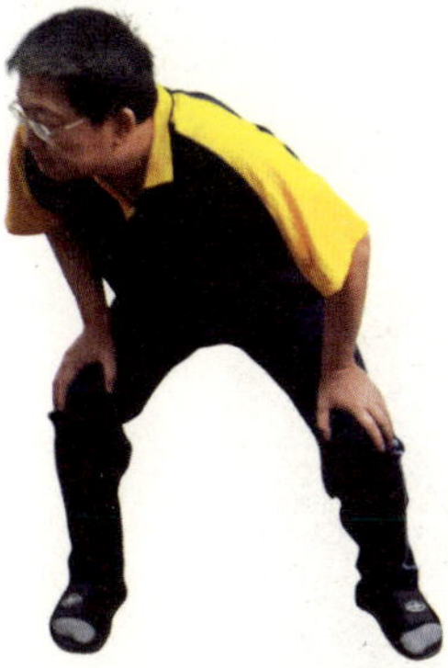

● 脚掌固定，慢慢转身

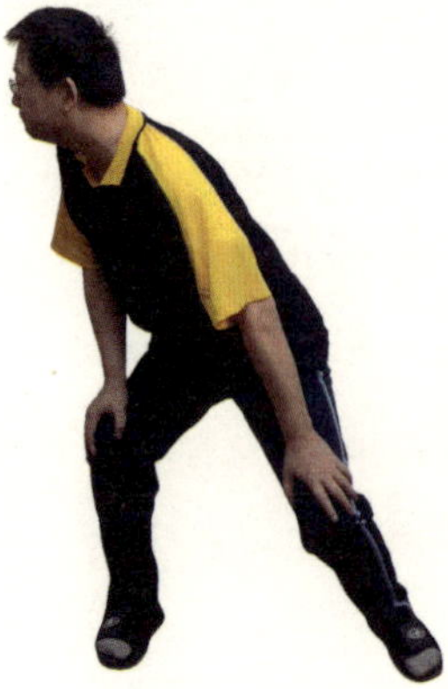

●上身逐渐由前倾，转而向上挺直

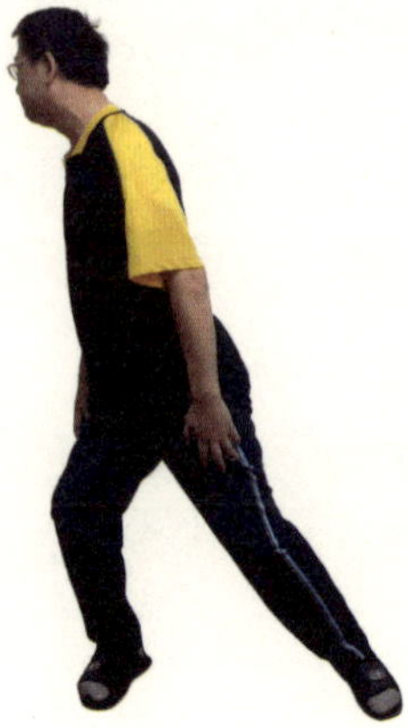

●继续上挺

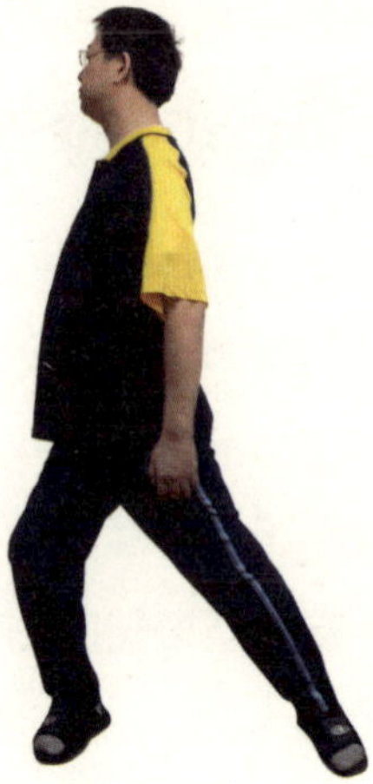

●挺至小腹略微凸出，自然呼出肺中浊气

摇头摆尾去心火

第六式：双手攀足固肾腰

这和大家平时练的内容一样。不过需要注意，弯腰攀足的时候一定要撑一下，这个动作算是拉筋，经常拉这条筋的人可以省略这个动作。

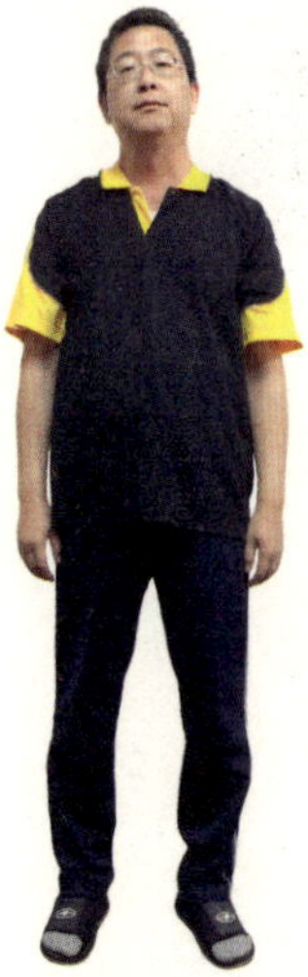

●自然站立

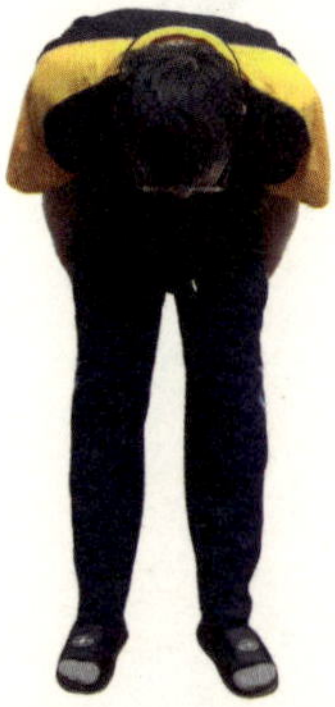

●双手按摩肾部，按摩完自然下滑

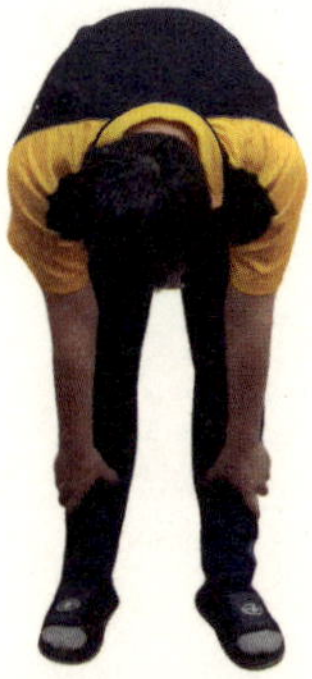

●双手自然移至前方，尽量向下，有拉筋的感觉

双手攀足固肾腰

第七式：攒拳怒目增气力

双脚张开，略与肩同宽，双手紧握拳，同时向前方击出。在出拳的瞬间，吐气开声，然后张开手指，转动手腕，紧紧抓住一条无形的粗麻绳。想象绳子和小手臂差不多粗，要想象手里真的紧握着那条粗麻绳一样，用力往回拉。动作正确的话，会觉得非常费力，双手慢慢恢复到腰际位置。然后依次是向上、向两侧、向下，全部做完算一轮。这个动作比较累，可做1次、3次或6次，请自行斟酌。

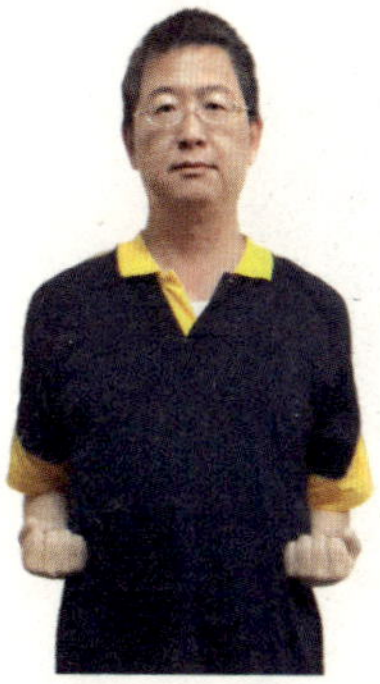

●双手握拳，置于腰间

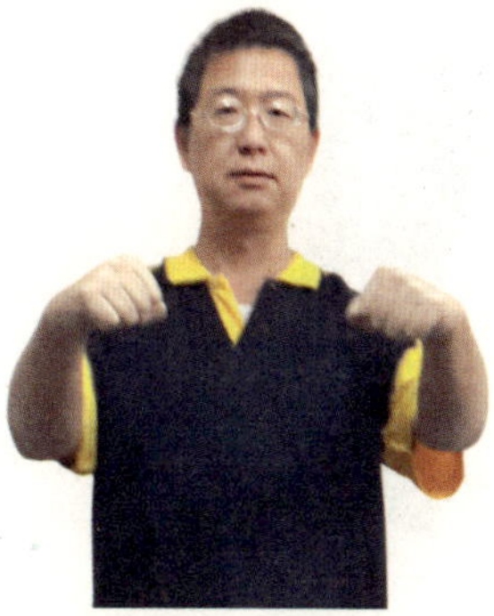

●出拳时，要注意转动拳面

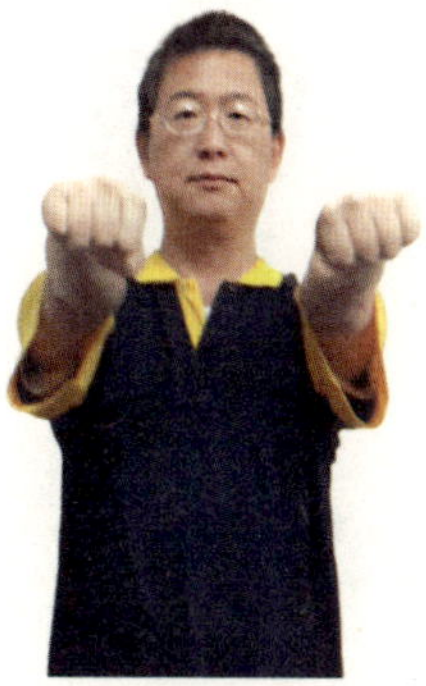

●瞬间击出拳并完成转动，拳背面朝上

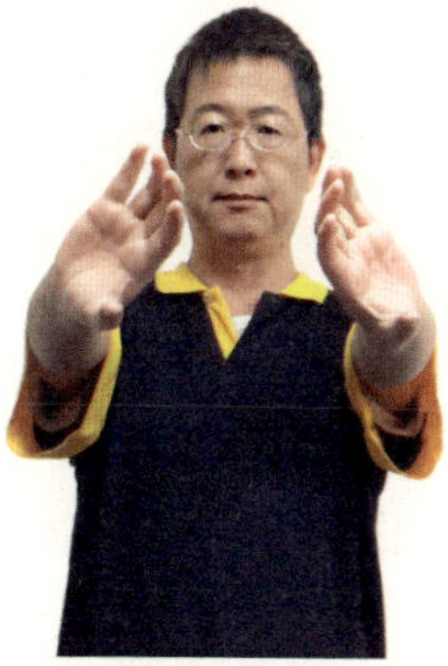

●收拳时想象手握一条粗绳

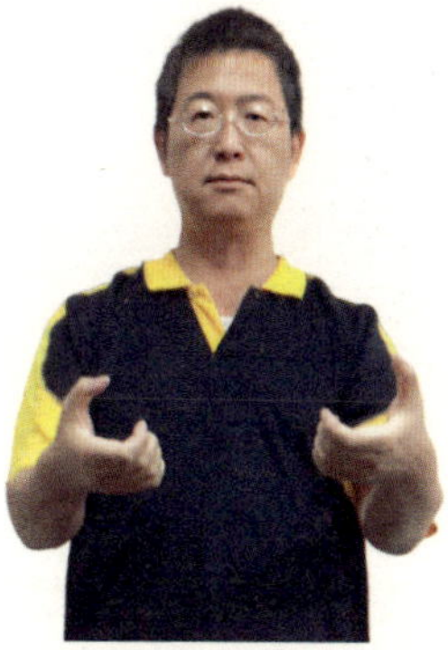

●用力将绳子向腰际拉

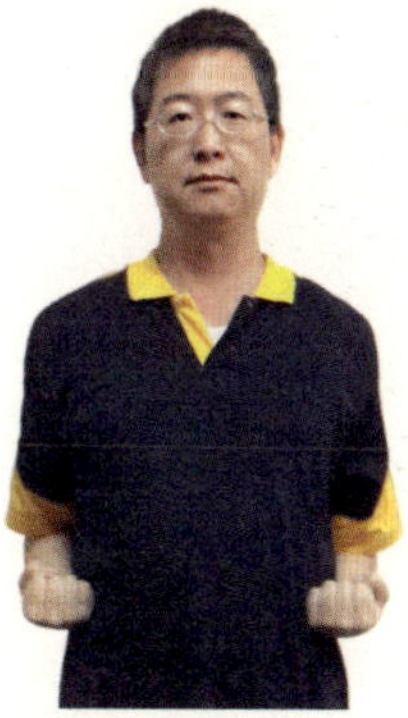

●双手握拳回复至原位

攒拳怒目增气力

第八式：背后七颠百病消

这一式很简单，就是靠震动，让脏腑受到轻微的按摩。双脚平行略微张开，不必与肩同宽。后脚跟提起，然后瞬间自然坠下，脚后跟轻微撞击地面。撞击瞬间，自然呼气。

这一动作的要点是，脚跟踮起落下触地的瞬间，膝关节要打直，而非微曲，全身都要放得很松。五脏六腑也必然受到轻微震荡，操作正确的话有按摩脏腑的功效，也能够通过震荡方式将鼻塞时的异物排出，可做6次、18次、36次或60次。

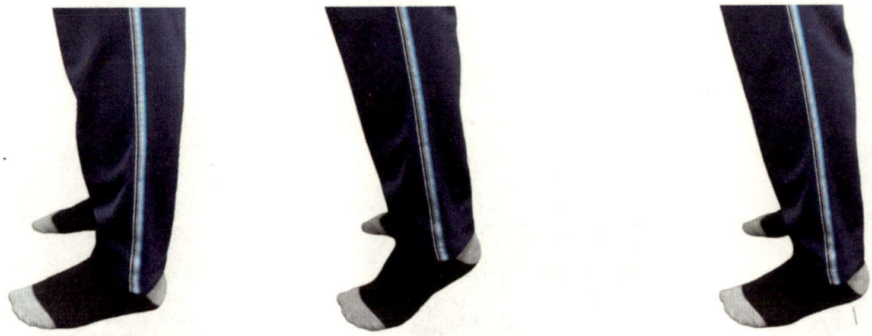

●脚掌平贴于地面　●脚跟踮起至最高点　●瞬间放下脚跟，膝盖打直

背后七颠百病消

附录

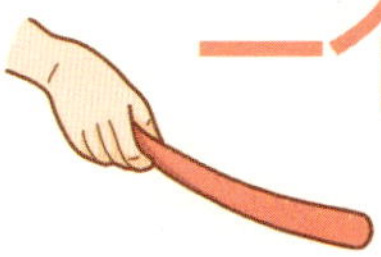

一个凡夫的拍打传奇

凡夫的确很平凡。他是一个在大学教书的普通老师，也是一个曾经身患疾病的普通患者。但他又很不平凡，因为他不仅给自己调治疾病，还帮助了无数人。他用业余时间教会了无数人拍打拉筋。更不凡的是，他治病用的方法是很简单的拍拍打打，根本就不是医疗行为，在台湾被称为民俗疗法。

从凡夫的平凡行为中我们看到了非凡，但我们看得到的这非凡还只是表面，因为其非凡之中还隐匿着更加非凡的特质，我们姑且称之为传奇吧！清代名医叶天士对医疗问题讲得更多、更实际，凡夫用现代人能理解的方式清晰阐述了经络不通和拍打拉筋的原理。

凡夫的非凡之处不是因为传奇，而是因为其平凡。这本《经络拍打超简单》就是他这几年实践拍打拉筋的心得分享集，其中毫无任何神秘、神迹、传奇色彩，更看不到丝毫的怪力乱神，只有朴实无华的分享。他并没有因为自己是科学工作者而小看这简单至极的民俗方法。相反，他充分利用科学知识解读拍打，而且用心领悟拍打，反复在自己和亲友身上实践拍打，并无私地跟大家分享心得。这本书从更多元的角度解开了拍打拉筋之谜，对正在全球兴起的拍打拉筋群众运动将起到很好的促进作用。

第一，凡夫巧妙地应用更多的科学语言、知识、图片来解读拍打。这为无数受科学教育成长的人群提供了一种更易理解的语言、符号，极大便利了拍打拉筋自愈法的传播，加速了拍打拉筋运动的全球化。

第二，凡夫大量运用了中医和易经中的经典理论和概念来解析拍打，比如子午流注、经络、穴位等，其表达方式通俗易懂，巧妙衔接、融合了东西方文化传统与现代科学，可谓中西合璧，雅俗共赏，让人一读就产生拍打的冲动，更愿意从人体这个小宇宙中重新看世界、观宇宙，更愿意从理论解说进入真修实证。

第三，作为一个曾经的患者和科学工作者，凡夫没有让大家感觉科学说教的枯燥乏味，而是以身作则，持之以恒地在自己和他人身上实践拍打。用一个个鲜活的病例、悬念和丰富的图片来说明问题、提供答案，令人读起来兴味盎然，仿佛在读小说。相信很多拍打拉筋实践者都会边读边产生共鸣，继而反复阅读、仔细揣摩，再投入实践。

第四，凡夫对拍打手法、心法和很多常人不太注意的细节进行了一丝不苟地分析和探讨，比如对拍打和被拍打者的姿势、着力点，甚至对各类常用拍打工具的功能、特点都做了仔细研究。这是真正的科学精神，而且具有很大的实用性、普遍性。正是这种勇于探索的科学精神和开放的胸怀鼓舞更多人去动手实践，而非纸上谈兵。只要实践了就能知道结果，有了结果就更乐意传播、分享，让更多人受益。

第五，凡夫对很多人普遍关心的病症做了专题探讨和病例分享，比如高血压、牙痛、肩周炎、手脚冰凉、过敏等，并对每个问题都有自己的独到见解，融合了中医、西医、科学等多方面知识，再加上真实的病例和感受，让人读起来感觉实用、可信、简单、易行。

第六，凡夫不仅研究拍打拉筋，而且对撞墙、贴墙、辟谷、八段锦、中医理论都有自己的真修实证，绝非一般书生的纸上谈兵。也正因如此，他对各种方法的比较鉴别才得心应手，兼具理论性、实用性，可以说此书适合不同年龄阶层和文化层次的人阅读。

一个科学工作者，一个大学老师，一个拍打拉筋实践者、研究者、传播者，也是一个普通的父亲、丈夫、儿子、患者……集如此多身份和特质于一身的凡夫，写了一本谈拍打的平凡小书，给更多的凡夫传播一种平凡实用的方法，真可谓是凡夫的拍打传奇！

一位拍打实践者

幸运如我：自愈之路

我很少意识到自己身体有什么不好，常因为生命的安排总让我努力付出就有收获而庆幸不已。单就年近四十还跨领域取得博士学位，就值得千恩万谢老天帮忙了。而这些年来又频频得奖，甚至到了领奖时有一位同事忍不住问我“是否觉得最近运气很好”的地步。我当时的反应是自己“一直”运气很好，不只是最近！所以写这篇文章时，才会喜悦满盈、心怀感激地采用“幸运如我”当作标题。

执笔时仔细回想，青少年时的身体状况还真是不怎么好，只是因为生性乐观，总觉得过去就过去了，何必再提。人的一生是盖棺论定的，比起执着过去，看向未来更有希望。但是为了让读者了解我如何成为今日的我，下文就不厌其烦地详述本人上半生的经历，并以“自愈之路”为副标题。

妈妈曾经跟我说，我在娘胎时她还有工作，因为孕期反应严重，有时从工作地点的楼上窗户直接吐到一楼地上。而在妈妈怀我时，有半年爸爸在国外接受培训，妈妈又非正式编制人员，两个人的薪水都迟发，家中常常只剩些米粮，还常到杂货店赊油盐，有一次还被老板挖苦。这些让妈妈心情很低落。因为妈妈怀我时这样内外煎熬，物质条件与情绪都很糟糕，所以不难想象我是一个先天不足的小孩。

我出生于二十四节气的大寒之日，当时没有电话，时间点接近午夜又是寒流来袭，根据爸爸的说法，他敲产婆的门将近二十分钟才叫醒她。因为不知道胎位不正、难产的危险性，加上经济条件不好，我是在家中出生的，而非医院。

产婆睡眼惺忪地来到我家，接生时发现我的脚先出来，胎位不正，她慌忙处理，还好让我顺利出生了。但是据说当时我喝了许多羊水，再加上寒流来袭非常冷又是午夜，产婆甚至没帮浑身青紫、沾满胎膜血水的我洗澡，还告诉爸爸这个孩子大概保不住，说她明天早上再来看看，就直接回家了。而爸爸一向很有实验精神及工程头脑，他决定自制长吸管协助我排出腹内羊水，据说很有效，所以我活了下来。

妈妈曾说我自幼就不吵不闹，甚至她与姨妈聊天聊到忘记有婴儿在房内，即使我已经屎尿满身，却仍睁大眼睛乖乖地不出声。后来妈妈又怀了弟弟，弟弟出生后六个月就因为重病死亡，这段时间爸妈都在医院抢救弟弟，没有精力照顾我，又没有亲戚在台湾可以托管，两岁的我常常在门口等爸妈回家，坐在小尿桶上睡着。据说有一次整个家翻遍都找不到我，最后在床底一角发现熟睡的我。

这样的出生经历与成长状况，让幼年的我多病，很迟才会走路，还患有哮喘、过敏、膝关节先天发育不良等毛病。据说因为我缩起腿来不走路，爸妈带我到医院直接注射胶性钙到腿部，打了很多针。直到今天我的腿骨很粗，但膝盖很小，或许就是那时候留下的后遗症。

读高中的时候，学校规定要出操，我常常是走着走着就自己腿软跌倒，队伍后面踏步走的同学“刹车”不及时会踏到我的身上，所以后来我就被留在教室画海报或抄黑板报，算是因公留守，以免发生危险。就医时，医生说我的病因是膝关节先天发育不良，严重的时候我蹲一会儿就站不起来，需要双手撑开扶墙才能起立，连上一次厕所都困难重重。

医生警告我如果不能坚持长期慢跑，就无法解决身上这些老毛病，但是当时的我因为课业繁忙又不喜运动，还是得过且过，并未遵从医嘱。那时候，一有感冒流行我一定“积极参与”，还比别人多吃一种气管扩张的药。印象中吃完后，手会不由自主地抖动，而腿软的毛病也让我更不喜欢运动，高中时最怕上的课就是体育课。

因为自我要求高，乐此不疲地追求外界的肯定，经常让自己的身体过劳，又不爱运动，到了29岁，需要开车1小时上班，到办公室发现自己连腰都直不起来。一次踱步插腰时，被同事嘲笑：你到底多大呀？这时我才惊觉，再不运动就等着长期服药了。当时爸妈每天傍晚在家附近的学校操场散步，我就跟着，发现自己走得比他们还慢，比父母的体能还差，不爱惜身体的程度令人咋舌。于是，我开始奋发图强，自我心理建设，许诺每天拨给身体1小时运动放松的时间。自此二十多年没有毁约，持续慢跑至今。

慢跑这项运动对我的身体影响很大，不仅改善我膝关节及哮喘的老毛病，还对写板书导致手指皲裂的问题有缓解。持续慢跑数年之后，走路时迈步轻健，睡觉时呼吸绵长，再也不会突然腿软跌倒，又因为流汗，让我不至于因为过劳引发血瘀而生病。还有，慢跑这项运动不需花钱，也不一定要有伴，所分泌的内啡肽又让人心情平静舒坦，执行一段时间之后会欲罢不能，对于脑力劳动者来说是很好的选项。

在疗愈的方式上，40岁是我人生的分水岭，之前完全不曾接触中医及民俗疗法，是西医忠实的信徒。40岁之后经朋友大力推荐中医治疗妇科病，才开始接触中医。当时对中医的认识是，温和治疗，无速效。后来因缘际会学习了拉筋拍打，首次接触民俗疗法。又因为参加拉拍的聚会进一步了解刮痧、拔罐、扭腰、贴墙功等养生保健的方法，执行后进一步改善了身体状况。

拉筋拍打的朋友都很熟悉自愈一词，就是以最适合自己的养生保健方式调理身体，其中没有哪一种方式最好，都是亲身实证之后接受自认为最适合自己的。因为适合才能持久，也由于长期实施才能收效。这大概是“自己的身体自己做主”的尊重态度，是自愈之道最关键的精神。以下谈谈我实行多年的养生保健方式及其源起经过，当作自愈之道的案例分享。

慢跑

前文已经谈到我29岁开始慢跑，因为体力差，跑步速度非常慢，虽然是跑步的姿态却比别人走路还慢。有一次在操场慢跑时经过一对母女，小女孩指着我以稚嫩的童音问她妈妈："这个人在干什么呀？"她妈妈回答："阿姨在慢跑。"小女孩非常不能接受地大声说："不对！"她妈妈又很有智慧地回答："慢跑就是要慢慢跑呀。"当时我能理解，因为自己跑得太慢导致姿势怪异，才会有这番对话，也很感谢这位爱心妈妈帮我解释。

从上述母女的对话可以知道我慢跑有多慢了。没想到，歪打正着，十几年之后才知道这种跑步方式也是一种养生调理方式。因为慢所以不喘、呼吸绵长，足以练气；又因为我的膝关节有毛病，所以必须低头专注于跑步以免突然腿软跌倒，正好符合养生要专注的要求。因祸得福，就这样跑了二十几年却不自知。附带的影响是，有一天老公还形容我睡觉时宛如练习"龟息大法"，就是睡着之后气息绵长、很久才需要换气一次。就这样，慢跑治好了我哮喘的老毛病，40岁后很少感冒，由此可知老子所言"祸兮福之所倚，福兮祸之所伏"的道理，人生不需要算计太多，手上拿到的牌再糟，结果也未必不如意。

二十几年慢跑使我的体质彻底改变，哮喘和腿软跌倒的症状都有了改善，我的脸色不再发黄，手掌也有了血色，加上脚步也变得轻健，想要心情不好都很困难。

至此感叹人生40岁才开始，不亦乐乎！再配合下文所提到的拉筋拍打与调心，不只身体健康，还精神愉快，因此诚挚推荐各位踏上自愈之路，找到最适合自己的养生保健方式来调理身体。

拉筋

长期慢跑对膝关节有一定损伤，或许是源自年龄老化。年近四十岁，爬楼梯时膝盖会喀啦乱响，觉得膝盖无力，经朋友推荐开始吃保健食品，早晚一颗吃了两年多却没什么明显改善。无奈之下尝试练瑜伽，练了一年多，期间觉得身体的柔软度获得明显改善，但是膝盖还是无力，且背脊中段仍旧无法弯曲。一次在我坐着伸直双腿练习上身贴地时，背脊姿势不够正确，瑜伽老师恨铁不成钢，直接重压我的背部，只听我的双腿发出“咔嚓”一声，就痛到3个月无法正常走路，至此结束了我的瑜伽生涯。

我并没有因为膝盖无力而停止慢跑，因为我太喜欢跑步之后放松又舒适的感觉了。瑜伽生涯因故中断，只好另辟蹊径，探访除了吃保健食品保养膝盖外，还有没有别的方法可以改善膝盖问题。后来因缘际会，开始学习拉筋拍打法，知道上拉筋凳可以正骨，我就忍痛拉筋。一开始拉筋3分钟就满身大汗、面色如猪肝，痛得不行，后来掌握诀窍，可以上拉筋凳20分钟。或许因为之前练过瑜伽一年多，学习拉筋时进步很快，天天练习之下，我可以在寒暑假期较空闲时，单足拉筋40分钟，早晚各一次，一天总共花2个多小时拉筋，直到不需加上铅块也可以足部踏地。此时真的自觉健步如飞，膝盖问题似乎也得到了改善。

人生总是起伏跌宕，不像童话故事所形容的“从此过着快乐幸福的日子”。在身体改善之后，我们夫妻两人决定挑战高海拔、空气稀薄的生存挑战，参加了西藏之旅。近十天旅行下来，我因为旅程紧凑又无拉筋凳，停止每天拉筋2个多小时的例行保健活动，又碰到地理环境剧烈转变，或许是青藏高原的压力及空气密度与平原差异太大，结束旅程回家后，膝盖竟然全面不听使唤。原来那种膝关节支离破碎的感觉又回来了，内心恐慌又懊悔——没事找自己麻烦去参加西藏之旅，现在吃到苦头了。上班又不能中断，有四个多月真是苦不堪言。

这段时间我一直问自己，要不要恢复拉筋的习惯呢？因为支离破碎的膝关节上拉筋凳，一不小心就会扭到，感觉痛不欲生。但是放弃这项曾经治愈我膝盖问题的活动又心有不甘，评估之后决定不用铅块绑住下方小腿，以免加重膝盖的负担，并将拉筋时间由40分钟降为30分钟，持续拉筋并辅以拍打，纵使疼痛也不放弃。这四个多月出痧状况可想而知，但是拍打过后膝关节肿胀出瘀痧，反而减轻了支离破碎的感觉。

俗语说天公疼憨人，半年后我的膝关节又恢复正常，能够自由自在走路的感觉美妙极了。感谢自己不曾放弃拉筋拍打的保健方法，这套方法也确实再度发挥了自我疗愈的功效，五十多岁的人还能脚步轻健，值得高兴，也满怀感恩。至今我仍旧每天上拉筋凳1小时，两腿各30分钟，不加上铅块，也能够足部踏地，自觉身形变佳，甚至还长高了一些，双腿也变得更直了。诚挚推荐各位踏上自愈之路，自己的身体自己做主，找回自然的养生方式来生活。

拍打

将慢跑与拉筋放在这篇文章前面，此处才谈到拍打，实在是源于本人较少拍打。因为对我而言，拍打之痛真可谓痛不可支，除非无路可走，不舒服的感觉无法通过其他保健方式改善，我才会考虑采用拍打法。另外一个理由是，对于女性而言，上班时如果露出拍打过后皮肤上青紫的痧，会引发极度关切，逢人询问便需解释一番，太麻烦了，再加上天性爱美，所以我并不常拍打。

由于老公是拍打高手，我这么做等于是进入宝山却空手而归，所以几年下来还是有亲身经历的拍打二三事可以谈谈。先谈我的膏肓穴拍打经验。那年我们夫妻俩都还是拍打的初学者，我右肩因为常用电脑及抬手在黑板上写字而疼痛，尤其在夜间课程结束开车回家时，更是疼得像针扎一般，于是请老公帮忙拍打背部膏肓穴。后来我又突发奇想地想双管齐下以收速效——先拔罐再拍打。如此拔罐加上拍打40分钟之后，感觉背部黏黏的，原来是破皮了，之后一个多月才结痂收口，这次经验验证了欲速则不达。

再谈一次印象深刻的拍打经验，也是初学时，拍打左脚掌的背面15分钟之后，出了整片黑瘀，又肿又痛，心想一不做二不休，干脆继续拍，看一看会不会直接退瘀。结果当天晚上足部发麻，肿到连室内大拖鞋都穿不下。神奇的是，睡一觉醒来瘀居然退了：拍久一点真的会一天就退瘀！但是拍打同一部位1个多小时太花时间，所以我也只试过一次。

此后陆续以拍打的方式，处理过我的脚后跟疼痛、小腿抽筋、右手肘外侧酸痛等问题，并在拉筋时以拍瘀板轻敲鼠蹊部（人体腹部连接腿部交界处的凹沟，位于大腿内侧生殖器两旁），舒缓妇女病相关症状，这些都是我的亲身经验。4年多断断续续拍打下来，也从整片黑瘀变成点状青瘀或红瘀，有时甚至不出瘀，只有温暖并提升阳气的感觉，这可不是拍打力度过轻所致，而是因为我的身旁有位拍打高手随侍在侧。

拍打出瘀的疼痛感一向是推广这类保健方式最大的障碍，在此我有一点心得，因为我怕痛，所以请老公这位拍打高手帮拍之前，一定自己先拍100下以上。这是因为行血之后再拍比较不痛。如果还不行，我也不强求速效，通常会每天持续用自己能忍受的力度，以拍瘀板自拍2~3周之后，再请老公帮拍同一部位。此时拍打的疼痛就会在可承受的范围之内，调理身体的效果也不差。

调心

我认为调心首重感恩与忏悔，心怀感恩能让自己常处于喜乐之中，不容易抱怨或生闷气。所以感恩其实不是为了别人，而是不找自己麻烦最好的方式。

忏悔一词容易让人联想到犯罪，或许采用“宽恕”替代更佳。宽恕每一件自己不想碰到却逃不开的事，其实宽恕别人就是饶了自己，所以最要宽恕的是自己。或许是自己召唤这些境遇来学习的，或许是性格所致，或许是自己一定要怎样而且现在就要……这些林林总总的“或许”，形成不满足的小我，又恐惧失去更多，陷入恶性循环。其实，不如快刀斩乱麻，宽恕当下，饶了自己。

然后是放下，在这点上我比较胜之不武，因为我的性格天生有点像阿Q，常能找到理由自我开脱。不论是碰到自认为的好事或坏事，纵使当时有情绪反应，一旦事过境迁便随即忘得一干二净。好听的说法就是放下，放下也有一切交托出去的含义，相信冥冥之中自有安排，而且是最好的安排，尤其在承受不了的时刻不妨交托出去，将人生视为一段体验之旅。打个比方，到了游乐场玩耍，坐上过山车急速滑落时不要号叫，搭上急流飞舟俯冲落水时也不必怨叹——只是一场游戏而已。而且是自愿上车、搭舟的，该做的是趁机体验，捡拾满行囊的回忆珍藏，只要精彩活着就不枉此生。

有时不妨效法陶渊明笔下五柳先生那种“不求甚解”的人生态度，不必事事苛责深究，也无须以偏见滤镜将世界看得一片灰暗，陷入被害妄想的困局。既然要花心力诠释每一刻碰到的人、事、物，何不让自己乐一乐，只想它们的光明面呢？每天数一数自己拥有的一切，养成这个习惯之后，你肯定觉得自己幸运极了！

调心是每一刻的功课。如果时刻觉察身心状态的改变，偶有不妥不适就能立刻调整，以最适合自己的方法持续改善身心，就算踏上了自愈之路。慢跑、拉筋、拍打、调心等诸多方法任君选择，只要开始就不迟。幸运如我也幸运如你，祝福每个人都能拥有健康快乐的明天。

凡夫之妻